SLOW COOKER

YAVAŞ OCAK 2022

LEZZETLİ YAVAŞ PİŞİRİCİ TARİFLERİ

HANDE TANRIVERDI

İçindekiler

3

7

Vermutlu Tavuk

Vermut her zaman bir zarafet dokunuşu getirir. Pişirme süresinin sonunda, isteğe göre 2 yemek kaşığı mısır unu ve 50 ml / 2 fl oz soğuk su karışımı ile meyve suları koyulaştırılabilir.

8 porsiyon için

1,5 kg / 3 lb derisiz tavuk göğsü ve but

175 ml / 6 gr tavuk suyu

120 ml / 4 fl oz kuru vermut veya tavuk suyu

4 yeni patates, küp küp doğranmış

4 havuç, kalın dilimlenmiş

100g / 4oz mantar, yarıya veya dörde bölünmüş

1 büyük soğan, ince dilimlenmiş

2 kereviz çubuğu, dilimlenmiş

1 diş ezilmiş sarımsak

½ çay kaşığı kuru kekik

tatmak için tuz ve taze çekilmiş karabiber

Tuz ve karabiber hariç tüm malzemeleri 5.5 litre / 9½ pint yavaş ocakta birleştirin. Örtün ve kısık ateşte 6 ila 8 saat pişirin. Tuz ve karabiberle tatmak için baharatlayın.

Beyaz Şarapta Brokolili Tavuk

Sarı bir yaz kabağı, bu yemekteki brokoli ile güzel bir tezat oluşturuyor, ancak yeşil kabak da aynı şekilde işe yarayacak. Lezzetli suyu emmek için pilav veya İtalyan ekmeği ile servis yapın.

4 kişilik

450 gr / 1 pound derisiz tavuk göğsü filetosu, küp doğranmış

120 ml tavuk suyu

120 ml / 4 fl oz beyaz sek şarap

1 doğranmış soğan

2 büyük sarımsak karanfil, kıyılmış

1 defne yaprağı

1 çay kaşığı kuru kekik

1 çay kaşığı kuru kekik

175 g / 6 oz küçük brokoli çiçeği

175 g / 6 oz sarı kabak veya balkabağı, küp doğranmış

tatmak için tuz ve taze çekilmiş karabiber

Brokoli, kabak veya kabak, tuz ve biber dışındaki tüm malzemeleri yavaş ocakta birleştirin. Son 20 dakikada brokoli ve kabak veya kabak ekleyerek 4 ila 5 saat boyunca yüksek ateşte örtün ve pişirin. Defne yaprağını atın. Tuz ve karabiberle tatmak için baharatlayın.

Pollo Şeridi

Kar bezelye ve kırmızı biber, zencefil, şeri ve soya suyunda yavaş pişirilmiş tavukla harikadır.

4 kişilik

450 gr / 1 pound derisiz tavuk göğsü filetosu, küp doğranmış

250 ml / 8 gr tavuk suyu

2 doğranmış soğan

½ kırmızı biber doğranmış

1 diş ezilmiş sarımsak

1 cm / ½ parça taze kök zencefil, ince rendelenmiş

150 gr / 5 oz tirabeque, dilimlenmiş

1½ yemek kaşığı mısır unu

2 yemek kaşığı kuru şeri (isteğe bağlı)

3-4 yemek kaşığı soya sosu

1-2 çay kaşığı kızarmış susam yağı

tatmak için tuz ve taze çekilmiş karabiber

350 g / 12 oz Çin eriştesi veya eriştesi, pişmiş, sıcak

2 taze soğan, dilimlenmiş

Yavaş ocakta tavuk, et suyu, soğan, dolmalık biber, sarımsak ve zencefili birleştirin. Son 20 dakikada kar bezelyelerini ekleyerek 3 ila 4 saat boyunca yüksek ateşte örtün ve pişirin. Kombine mısır unu, şeri ve soya sosunu 2 ila 3 dakika karıştırarak ekleyin. Susam yağı, tuz ve karabiberle tatlandırın. Üzerine yeşil soğan serpilmiş erişteler üzerinde servis yapın.

Yeni Patatesli Bordo Tavuk

Kırmızı şarap, tavuk ve mantarlar için güzel ve güçlü bir sos yapmak için mükemmeldir. Yeşil salata ile erişte veya pilav üzerinde servis yapın.

6 için

1 tavuk, yaklaşık 1,25 kg / 2½ lb, parçalara ayrılmış

120 ml tavuk suyu

120 ml / 4 fl oz Burgonya şarabı

225 g / 8 oz küçük mantar, ikiye bölünmüş

6 küçük yeni patates, yıkanmış

100 gr / 4 oz taze soğan veya arpacık

6 adet taze soğan, dilimlenmiş

1 diş ezilmiş sarımsak

¾ çay kaşığı kuru kekik

1-2 yemek kaşığı mısır unu

2 ila 4 yemek kaşığı su

tatmak için tuz ve taze çekilmiş karabiber

Mısır unu, su, tuz ve karabiber hariç tüm malzemeleri 5.5 litre / 9½ pint yavaş ocakta birleştirin. Örtün ve kısık ateşte 6 ila 8 saat pişirin. Isıyı Yüksek seviyeye getirin ve

10 dakika pişirin. Birleştirilmiş mısır unu ve suyu ilave edin, 2-3 dakika karıştırın. Tuz ve karabiberle tatmak için baharatlayın.

Provencal tavuk

Şarap, domates, bol sarımsak ve Fransız ot karışımı, yumuşacık pişmiş tavuğa çok fazla lezzet katıyor.

4 kişilik

1 pound / 450 g derisiz tavuk göğsü filetosu, küp şeklinde (2 cm / ¾ inç)

2 kutu 400 g / 14 oz doğranmış domates

120 ml / 4 fl oz beyaz sek şarap

120 ml tavuk suyu

4 patates, soyulmuş ve ince dilimlenmiş

4 diş sarımsak, kıyılmış

1½ – 2 çay kaşığı Herbes de Provence veya karışık otlar

2 yemek kaşığı mısır unu

50 ml / 2 fl oz su

tatmak için tuz ve taze çekilmiş karabiber

süslemek için ince kıyılmış taze fesleğen

Mısır unu, su, tuz ve karabiber dışındaki tüm malzemeleri yavaş ocakta birleştirin. Örtün ve kısık ateşte 6 ila 8 saat pişirin. Isıyı Yüksek seviyeye getirin ve 10 dakika pişirin. Birleştirilmiş mısır unu ve suyu ilave edin, 2-3 dakika karıştırın. Tuz ve karabiberle tatmak için baharatlayın. Fesleğen ile cömertçe serpin.

Ananas Sulu Luau Tavuğu

Ananas suyu tavuğa lezzetli, tatlı ve ekşi bir tat verir.

6 için

700 gr / 1½ lb derisiz tavuk göğsü filetosu, küp doğranmış

120 ml tavuk suyu

120 ml / 4 fl oz şekersiz ananas suyu

225 gr / 8 oz mantar, dilimlenmiş

2 havuç, çapraz olarak kesilmiş

1 küçük kırmızı soğan, ince dilimlenmiş

1 diş ezilmiş sarımsak

2-3 yemek kaşığı pirinç veya elma sirkesi

2-3 yemek kaşığı soya sosu

2 küçük domates, ince dilimler halinde kesilmiş

100g / 4oz dondurulmuş bezelye, çözülmüş

1-2 yemek kaşığı mısır unu

2 ila 4 yemek kaşığı su

tatmak için tuz ve taze çekilmiş karabiber

100 gr / 4 oz pirinç, pişmiş, sıcak

Yavaş pişiricide domates, bezelye, mısır unu, su, tuz, biber ve pirinç dışındaki tüm malzemeleri birleştirin. Son 30 dakikada domatesleri ekleyerek 6 ila 8 saat boyunca düşük ateşte pişirin ve pişirin. Bezelyeleri ekleyin, ısıyı Yüksek seviyeye getirin ve 10 dakika pişirin.

Birleştirilmiş mısır unu ve suyu ilave edin, 2-3 dakika karıştırın. Tuz ve karabiberle tatmak için baharatlayın. Pirinç üzerinde servis yapın.

Siyah fasulye ile Karayip tavuk

Tarçın, karanfil ve rom bu tavuk ve siyah fasulye yemeğine hayat veriyor.

4 kişilik

1 pound / 450 g derisiz tavuk göğsü filetosu, ince şeritler halinde kesilmiş

250 ml / 8 gr tavuk suyu

400 gr siyah fasulye konservesi, süzülmüş ve durulanmış

225 gr / 8 oz hazır domates sosu

1 doğranmış soğan

½ büyük yeşil dolmalık biber, doğranmış

2 diş sarımsak, kıyılmış

½ çay kaşığı öğütülmüş tarçın

¼ çay kaşığı öğütülmüş karanfil

2 ila 4 yemek kaşığı hafif rom (isteğe bağlı)

tuz ve acı biber, tatmak

75 gr / 3 oz pirinç, pişmiş, sıcak

Yavaş ocakta rom, tuz, kırmızı biber ve pirinç hariç tüm malzemeleri birleştirin. Örtün ve 4 ila 5 saat yüksekte pişirin. Rom, tuz ve acı biberle tatlandırın. Pirinç üzerinde servis yapın.

şarap içinde horoz

Fransız klasiğine bu kolay yaklaşım, yavaş pişiriciler için mükemmeldir.

6 için

6 derisiz tavuk göğsü filetosu, her biri yaklaşık 100 gr,

ikiye bölünmüş

120 ml tavuk suyu

120 ml / 4 fl oz Burgonya şarabı

4 dilim pastırma, doğranmış

3 taze soğan, dilimlenmiş

100 gr / 4 oz taze soğan veya arpacık

225 gr / 8 oz küçük mantar

6 küçük yeni patates, ikiye kesilmiş

1 diş ezilmiş sarımsak

½ çay kaşığı kuru kekik

1-2 yemek kaşığı mısır unu

2 ila 4 yemek kaşığı su

tatmak için tuz ve taze çekilmiş karabiber

Mısır unu, su, tuz ve karabiber dışındaki tüm malzemeleri yavaş ocakta birleştirin. Örtün ve kısık ateşte 6 ila 8 saat pişirin. Isıyı Yüksek seviyeye getirin ve 10 dakika pişirin. Birleştirilmiş mısır unu ve suyu ilave edin, 2-3 dakika karıştırın. Tuz ve karabiberle tatmak için baharatlayın.

Tavuk a la kırmızı biber

Bu yemeği kalın dilimler halinde ılık ekşi mayalı ekmekle servis edin.

4 kişilik

450 g / 1 lb derisiz tavuk göğsü filetosu, boyuna dörde bölünmüş

400 gr / 14 oz konserve domates

120 ml tavuk suyu

2 ince doğranmış soğan

2 diş sarımsak, kıyılmış

1 adet doğranmış yeşil dolmalık biber

75 gr / 3 oz mantar, dilimlenmiş

2½ – 3 çay kaşığı kırmızı biber

1 çay kaşığı haşhaş tohumu

120 ml ekşi krema

1 yemek kaşığı mısır unu

tatmak için tuz ve taze çekilmiş karabiber

275 g / 10 oz erişte, pişmiş, sıcak

Ekşi krema, mısır unu, tuz, karabiber ve erişte dışındaki tüm malzemeleri yavaş ocakta birleştirin. Örtün ve kısık ateşte 6 ila 8 saat pişirin. Kombine ekşi krema ve mısır unu ekleyin, 2 ila 3 dakika karıştırın. Tuz ve karabiberle tatmak için baharatlayın. Makarnaların üzerinde servis yapın.

kaşmir tavuk

Bu doyurucu güveç, kuru üzüm ve tatlı Orta Doğu baharatlarıyla tatlandırılmıştır.

6 için

350–450 g / 12 oz – 1 lb derisiz tavuk göğsü filetosu, küp şeklinde (2,5 cm / 1 inç)

2 400 g / 14 oz kutu barbunya, süzülmüş ve durulanmış

400 gr / 14 oz konserve erik domates

3 doğranmış soğan

½ büyük kırmızı dolmalık biber, doğranmış

2 çay kaşığı kıyılmış sarımsak

¼ çay kaşığı kıyılmış pul biber

1 çay kaşığı öğütülmüş kimyon

1 çay kaşığı öğütülmüş tarçın

50g / 2oz kuru üzüm

tatmak için tuz ve taze çekilmiş karabiber

225 g / 8 oz kuskus, ıslatılmış, sıcak

Kuru üzüm, tuz, karabiber ve kuskus dışındaki tüm malzemeleri yavaş ocakta birleştirin. Son 30 dakika içinde kuru üzümleri ekleyerek 4-5 saat yüksek ateşte örtün ve pişirin. Tuz ve karabiberle tatmak için baharatlayın. Kuskus üzerinde servis yapın.

Elma ve Havuçlu Tavuk Köri

Elma ve kuru üzüm bu lezzetli köriye tatlılık katıyor.

4 kişilik

450 gr / 1 pound derisiz tavuk göğsü filetosu, küp doğranmış

250 ml / 8 gr tavuk suyu

1 büyük havuç, dilimlenmiş

½ soğan, doğranmış

2 taze soğan, dilimlenmiş

1 diş ezilmiş sarımsak

1-2 çay kaşığı köri tozu

½ çay kaşığı öğütülmüş zencefil

1 elma, soyulmuş ve dilimlenmiş

40 gr / 1½ oz kuru üzüm

175 ml / 6 fl oz yarım yağlı süt

1 yemek kaşığı mısır unu

tatmak için tuz ve taze çekilmiş karabiber

75 gr / 3 oz pirinç, pişmiş, sıcak

Yavaş ocakta tavuk, et suyu, havuç, soğan, sarımsak ve baharatları birleştirin. Son 30 dakikada elma ve kuru üzümleri ekleyerek 4-5 saat yüksek ateşte ağzını kapatıp pişirin. Süt ve mısır ununu ekleyip 2-3 dakika karıştırarak pişirin. Tuz ve karabiberle tatmak için baharatlayın. Pirinç üzerinde servis yapın.

Tay Baharatlı Tavuk ve Havuç

Thai fıstık sosu bulamıyorsanız 1 yemek kaşığı fıstık ezmesi ve ¼ – ½ çay kaşığı pul biber kullanabilirsiniz.

4 kişilik

450 gr / 1 pound derisiz tavuk göğsü filetosu, küp doğranmış

300 ml / ½ pint sıcak tavuk

4 havuç, çapraz olarak kesilmiş

6 adet taze soğan, dilimlenmiş

2,5 cm / 1 adet taze kök zencefil, ince rendelenmiş

3 büyük sarımsak karanfil, kıyılmış

1 yemek kaşığı soya sosu

1 yemek kaşığı Tay fıstık sosu

1 çay kaşığı şeker

½ – 1 çay kaşığı kızarmış susam yağı

tatmak için tuz ve taze çekilmiş karabiber

75 gr / 3 oz pirinç, pişmiş, sıcak

Susam yağı, tuz, karabiber ve pirinç hariç tüm malzemeleri yavaş ocakta birleştirin. Örtün ve 3 ila 4 saat boyunca yüksek pişirin. Susam yağı, tuz ve karabiberle tatlandırın. Pirinç üzerinde servis yapın.

Hint usulü tavuk ve sebze köri

Köri baharatındaki baharat karışımı bu yemeğe eşsiz bir lezzet verir.

6 için

450 g / 1 lb derisiz tavuk göğsü filetosu, boyuna dörde bölünmüş

175 ml / 6 fl oz sebze suyu

175 ml / 6 fl oz hindistan cevizi sütü

400 gr / 14 oz kutu doğranmış domates

175g / 6oz domates püresi

225g / 8oz mantar, iri doğranmış

175 g / 6 oz patates, küp doğranmış

1 büyük havuç, dilimlenmiş

100 gr / 4 oz küçük karnabahar çiçeği

*150 g / 5 oz Fransız fasulyesi, kısa parçalar halinde
kesilmiş*

2 ince doğranmış soğan

2 yemek kaşığı beyaz şarap sirkesi

2 yemek kaşığı esmer şeker

1-2 yemek kaşığı köri baharatı

*100g / 4oz bamya, kesilmiş ve kısa parçalar halinde
kesilmiş*

tatmak için tuz

75 g / 3 oz kahverengi pirinç, pişmiş, sıcak

Bamya, tuz ve pirinç hariç tüm malzemeleri 5.5 litre / 9½ pint yavaş ocakta birleştirin. Son 30 dakikada bamya ekleyerek 6 ila 8 saat boyunca düşük ateşte pişirin ve pişirin. Tuz ile tatmak için mevsim. Pirinçle birlikte servis yapın.

köri sosu

Kendiniz yapmak varken neden mağazadan satın alınan
köri tozunu kullanasınız ki?

6 için

2 çay kaşığı öğütülmüş kişniş
1 çay kaşığı öğütülmüş zerdeçal
1 çay kaşığı pul biber
½ çay kaşığı öğütülmüş kimyon
½ çay kaşığı kuru hardal tozu
½ çay kaşığı öğütülmüş zencefil
½ çay kaşığı kara biber

Tüm malzemeleri birleştirin.

Karnabahar ve patates ile tavuk köri

Bu yemeği tatlandıran kokulu köriyi yapmak için çeşitli baharatlar birleştirilir.

4 kişilik

350–450 g / 12 oz – 1 lb derisiz tavuk göğsü filetosu, küp doğranmış

250 ml / 8 gr tavuk suyu

½ küçük karnabahar, çiçeklerine ayrılmış

2 küp patates

2 havuç, kalın dilimlenmiş

1 büyük domates, pikado

1 doğranmış soğan

2 diş sarımsak

¾ çay kaşığı öğütülmüş zerdeçal

½ çay kaşığı kuru hardal tozu

½ çay kaşığı öğütülmüş kimyon

½ çay kaşığı öğütülmüş kişniş

1-2 yemek kaşığı limon suyu

tuz ve acı biber, tatmak

Yavaş ocakta limon suyu, tuz ve kırmızı biber dışındaki tüm malzemeleri birleştirin. Kapağını kapatıp kısık ateşte 5-6 saat pişirin. Limon suyu, tuz ve acı biberle tatlandırın.

tavuk köri ve zencefil

Bu tavuk yemeği, köri ve baharatlı zencefilin lezzetli bir karışımı ile terbiyelenir.

10 porsiyon için

2 tavuk, her biri yaklaşık 1,25 kg / 2½ libre, parçalara ayrılmış

375 ml / 13 gr tavuk suyu

4 doğranmış soğan

200 gr / 7 oz domates, soyulmuş, çekirdekleri çıkarılmış ve doğranmış

2 diş sarımsak, kıyılmış

Zencefilli Köri Baharat Karışımı (aşağıya bakınız)

175g / 6oz dondurulmuş bezelye, çözülmüş

15 gr / ½ oz taze kişniş, doğranmış

250 ml / 8 fl oz ekşi krema

2 yemek kaşığı mısır unu

tatmak için tuz ve taze çekilmiş karabiber

100 gr / 4 oz pirinç, pişmiş, sıcak

Tavuk, et suyu, soğan, domates, sarımsak ve zencefil köri baharat karışımını 5.5 litre / 9½ pint yavaş ocakta birleştirin. Son 20 dakikada bezelye ekleyerek 6 ila 8 saat boyunca düşük ateşte pişirin ve pişirin. Kişniş ve kombine ekşi krema ve mısır unu ekleyin, 2 ila 3 dakika karıştırın. Tuz ve karabiberle tatmak için baharatlayın. Pirinç üzerinde servis yapın.

köri baharat karışımı ve zencefil

Bu birkaç gün devam edecek.

10 porsiyon için

5 cm / 2 taze kök zencefil, ince rendelenmiş

1 yemek kaşığı susam

2 çay kaşığı kişniş tohumu

1 çay kaşığı kimyon tohumu

1 çay kaşığı öğütülmüş zerdeçal

1 çay kaşığı tuz

¼ çay kaşığı karabiber

¼ çay kaşığı rezene tohumu

¼ çay kaşığı kıyılmış pul biber

Tüm malzemeleri ince bir şekilde öğütülene kadar bir baharat öğütücü veya mutfak robotunda işleyin.

tavuk köri ve elma

Elma ve zencefil aromaları bu tavuk yemeğine hoş bir sıcak tatlılık verir. Ispanaklı Pilav ile servis yapın.

6 için

700 g / 1½ lb derisiz tavuk göğsü filetosu, yarıya veya dörde bölünmüş

375 ml / 13 gr tavuk suyu

2 doğranmış soğan

2 büyük havuç, dilimlenmiş

1 diş ezilmiş sarımsak

1½ yemek kaşığı köri tozu

1 çay kaşığı öğütülmüş zencefil

1 küçük pişirme elma, soyulmuş ve dilimlenmiş

250 ml / 8 fl oz ekşi krema

2 yemek kaşığı mısır unu

tatmak için tuz ve taze çekilmiş karabiber

Elma, ekşi krema, mısır unu, tuz ve karabiber hariç tüm malzemeleri yavaş ocakta birleştirin. Son 30 dakikada elmayı ekleyerek 5-6 saat kısık ateşte pişirin. Kombine ekşi krema ve mısır unu ekleyin, 2 ila 3 dakika karıştırın. Tuz ve karabiberle tatmak için baharatlayın.

Kuskuslu Fas usulü tavuk

Bu baharatlı ve meyveli güveçle damak tadınızı şımartın.

4 kişilik

1 pound / 450 g derisiz tavuk göğsü filetosu, küp şeklinde

(2 cm / ¾ inç)

2 kutu 400 gr / 14 oz domates

½ soğan ince doğranmış

2 diş sarımsak, kıyılmış

½ çay kaşığı öğütülmüş tarçın

½ çay kaşığı öğütülmüş kişniş

¼ çay kaşığı kıyılmış pul biber

75g / 3oz yemeye hazır kuru kayısı, dörde bölünmüş

75g / 3oz bektaşi üzümü

½ çay kaşığı kimyon tohumu, hafifçe ezilmiş

tatmak için tuz ve taze çekilmiş karabiber

100 g / 4 oz kuskus, ıslatılmış, sıcak

Yavaş ocakta tuz, karabiber ve kuskus hariç tüm malzemeleri birleştirin. Örtün ve 3 ila 4 saat boyunca yüksek pişirin. Tuz ve karabiberle tatmak için baharatlayın. Kuskus üzerinde servis yapın.

Fas Tavuğu ve Nohut

Bu yemek eğlendirmek için harika çünkü sekiz kişiye hizmet ediyor ve 8 litre/14 litrelik bir yavaş pişirici için kolayca iki katına çıkarılabilir.

8 porsiyon için

8 derisiz tavuk göğsü filetosu, her biri yaklaşık 100g / 4oz, yarıya veya dörde bölünmüş
400 g / 14 oz konserve nohut, süzülmüş ve durulanmış
120 ml tavuk suyu
2 küçük soğan doğranmış
4 diş sarımsak, kıyılmış
2 çay kaşığı öğütülmüş zencefil
1 çay kaşığı öğütülmüş zerdeçal
1 tarçın dalı

75g / 3oz kuru üzüm

2-3 yemek kaşığı limon suyu

tatmak için tuz ve taze çekilmiş karabiber

Kuru üzüm, limon suyu, tuz ve karabiber hariç tüm malzemeleri 5.5 litre / 9½ pint yavaş ocakta birleştirin. Son 30 dakika içinde kuru üzümleri ekleyerek 4-5 saat yüksek ateşte örtün ve pişirin. Tarçın çubuğunu atın. Limon suyu, tuz ve karabiber ile tatlandırın.

Orta Doğu usulü tavuk

Tavuk ve nohut kimyon, yenibahar ve karanfil ile tatlandırılır ve kuskus ve kuru üzüm ile pişirilir.

4 kişilik

1 pound / 450 g derisiz tavuk göğsü filetosu, küp şeklinde (2,5 cm / 1 inç)

375 ml / 13 gr tavuk suyu

400 g / 14 oz konserve nohut, süzülmüş ve durulanmış

400 gr / 14 oz domates, doğranmış

2 küçük soğan doğranmış

½ büyük yeşil dolmalık biber, doğranmış

2 diş sarımsak, kıyılmış

1 defne yaprağı

1½ çay kaşığı kuru kekik

1 çay kaşığı öğütülmüş kimyon

¼ çay kaşığı öğütülmüş yenibahar

175 gr / 6 oz kuskus

40 gr / 1½ oz kuru üzüm

tatmak için tuz ve taze çekilmiş karabiber

Yavaş ocakta kuskus, kuru üzüm, tuz ve karabiber hariç tüm malzemeleri birleştirin. Son 5 ila 10 dakika boyunca kuskus ve kuru üzümleri ekleyerek 4 ila 5 saat boyunca yüksek ateşte örtün ve pişirin. Defne yaprağını atın. Tuz ve karabiberle tatmak için baharatlayın.

tavuk marengo

Otlar ve şarapla hafifçe tatlandırılmış portakal kokulu domates sosu, lezzetleri birbirine karıştırmak için yavaş pişirmeden yararlanır.

6 için

6 derisiz tavuk göğsü filetosu, her biri yaklaşık 100g / 4oz, dörde bölünmüş

250 ml / 8 gr tavuk suyu

120 ml / 4 fl oz beyaz sek şarap

3 yemek kaşığı domates püresi

175 g / 6 oz mantar, dilimlenmiş

1 büyük havuç, dilimlenmiş

1 küçük soğan doğranmış

3 diş sarımsak, kıyılmış

2 yemek kaşığı portakal kabuğu rendesi

1 çay kaşığı kurutulmuş tarhun

1 çay kaşığı kuru kekik

40 g / 1½ oz dondurulmuş bezelye, çözülmüş

tatmak için tuz ve taze çekilmiş karabiber

350 g / 12 oz linguini veya diğer düz makarna, pişmiş,

sıcak

Yavaş pişiricide tuz, karabiber ve makarna hariç tüm malzemeleri birleştirin. Örtün ve 4 ila 5 saat boyunca yüksek pişirin. Tuz ve karabiberle tatmak için baharatlayın. Makarna üzerinde servis yapın.

Enginarlı Tavuk

Bu Akdeniz esintili tavuk yemeğini tamamlamak için kırmızı biberli pilav servis edin.

4 kişilik

1 pound / 450 g derisiz tavuk göğsü filetosu, küp şeklinde
(2,5 cm / 1 inç)

400 gr / 14 oz kutu doğranmış domates

200 g / 7 oz konserve enginar kalbi, süzülmüş, dörde bölünmüş

1 doğranmış soğan

1 kereviz sapı, ince dilimlenmiş

1 çay kaşığı kuru kekik

75 gr / 3 oz çekirdeksiz siyah zeytin, yarıya

tatmak için tuz ve taze çekilmiş karabiber

Zeytin, tuz ve karabiber hariç tüm malzemeleri yavaş ocakta birleştirin. Son 30 dakikada zeytinleri ekleyerek 4-5 saat yüksek ateşte pişirin. Tuz ve karabiberle tatmak için baharatlayın.

Tarçınlı, Limonlu ve Beyaz Peynirli Tavuk

Tarçın, limon ve beyaz peynir, bu domates bazlı güveye Yunanistan'ın karakteristik lezzetlerini veriyor.

4 kişilik

1 pound / 450 g derisiz tavuk göğsü filetosu, küp şeklinde (2 cm / ¾ inç)

400 gr / 14 oz konserve domates

120 ml tavuk suyu

3 konserve enginar kalbi, dörde bölünmüş

1 soğan ince doğranmış

1 yemek kaşığı limon suyu

2 diş sarımsak, kıyılmış

1 tarçın dalı

1 defne yaprağı

1-2 yemek kaşığı kuru şeri (isteğe bağlı)

tatmak için tuz ve taze çekilmiş karabiber

225 g / 8 oz yumurtalı erişte, pişmiş, sıcak

25g/1oz beyaz peynir, ufalanmış

Yavaş ocakta şeri, tuz, biber, erişte ve peynir dışındaki tüm malzemeleri birleştirin. Örtün ve 4 ila 5 saat boyunca yüksek pişirin. Tarçın çubuğunu ve defne yaprağını atın. Şeri, tuz ve karabiberle tatlandırın. Makarnaların üzerinde servis yapın. Beyaz peynir serpin.

İspanyol Tavuklu Pilav

Safran ve şeri, arroz con pollo adı verilen bu basit İspanyol yemeğine lezzet katıyor.

6 için

450 g / 1 lb derisiz tavuk göğsü filetosu, küp şeklinde (4 cm / 1½ inç)

750 ml / 1¼ pint tavuk suyu

2 doğranmış soğan

½ yeşil dolmalık biber doğranmış

½ kırmızı biber doğranmış

2 diş sarımsak, kıyılmış

¼ çay kaşığı ezilmiş safran telleri (isteğe bağlı)

225 g / 8 oz pişirmesi kolay uzun taneli pirinç

1-2 yemek kaşığı kuru şeri

100g / 4oz dondurulmuş bezelye, çözülmüş

tuz ve acı biber, tatmak

Yavaş ocakta pirinç, şeri, bezelye, tuz ve kırmızı biber dışındaki tüm malzemeleri birleştirin. Örtün ve 5-6 saat pişirin, son 2 saat pirinci, son 20 dakika şeri ve bezelye ekleyin. Tuz ve acı biberle tatlandırın.

Akdeniz usulü domatesli tavuk

Balzamik sirke, bu tavuk ve zeytin güvecine derinlik katıyor. İstenirse sos güvecini mısır unu ile kalınlaştırın. Kuskus veya pilav üzerinde servis yapın.

6 için

700 g / 1½ lb derisiz tavuk göğsü filetosu, küp şeklinde (2,5 cm / 1 inç)

250 ml / 8 gr tavuk suyu

120 ml kuru beyaz şarap veya ekstra sıcak tavuk

50 ml / 2 fl oz balzamik sirke

225 g / 8 oz küçük mantar, ikiye bölünmüş

6 erik domates, doğranmış

40 gr / 1½ oz Kalamata veya siyah zeytin, ikiye bölünmüş

3 diş sarımsak, kıyılmış

1 çay kaşığı kurutulmuş biberiye

1 çay kaşığı kuru kekik

tatmak için tuz ve taze çekilmiş karabiber

Yavaş ocakta tuz ve karabiber hariç tüm malzemeleri birleştirin. Örtün ve 4 ila 5 saat boyunca yüksek pişirin. Tuz ve karabiberle tatmak için baharatlayın.

Enginarlı Akdeniz Tavuğu

Bu şarap ve bitki aromalı yemeği, kırmızı biber veya polenta ile pilav üzerinde servis edin.

4 kişilik

450 g / 1 lb derisiz tavuk göğsü filetosu, küp şeklinde (4 cm / 1½ inç)

120 ml tavuk suyu

120 ml / 4 fl oz beyaz sek şarap

4 domates, dörde bölünmüş

75 gr / 3 oz mantar, dilimlenmiş

1 doğranmış soğan

1 diş ezilmiş sarımsak

1 çay kaşığı kuru kekik

1 çay kaşığı kurutulmuş biberiye

1 çay kaşığı kurutulmuş tarhun

3 konserve enginar kalbi, süzülmüş, dörde bölünmüş

40 gr / 1½ oz Kalamata veya siyah zeytin, dilimlenmiş

tatmak için tuz ve taze çekilmiş karabiber

25g/1oz beyaz peynir, ufalanmış

Enginar kalbi, zeytin, tuz, karabiber ve beyaz peynir dışındaki tüm malzemeleri yavaş ocakta birleştirin. Örtün ve 4-5 saat yüksek ateşte pişirin, son bir saat enginar kalplerini ve zeytinleri ekleyin. Tuz ve karabiberle tatmak için baharatlayın. Her porsiyonu beyaz peynirle serpin.

peperonata de pollo

Konserve Ot Domatesleri, bu Toskana Güveç gibi hızlı yemekler için kullanışlıdır. Pirinç veya en sevdiğiniz makarna üzerinde servis yapın.

4 kişilik

1 pound / 450 g derisiz tavuk göğsü filetosu, küp şeklinde (2,5 cm / 1 inç)

400 gr / 14 oz konserve doğranmış otlu domates

2 dilimlenmiş soğan

½ kırmızı dolmalık biber, dilimlenmiş

½ yeşil dolmalık biber, dilimlenmiş

1 küçük diş sarımsak, kıyılmış

tatmak için tuz ve taze çekilmiş karabiber

4 yemek kaşığı taze rendelenmiş Parmesan peyniri

Yavaş pişiricide tuz, karabiber ve peynir hariç tüm malzemeleri birleştirin. Örtün ve 4 ila 5 saat boyunca yüksek pişirin. Tuz ve karabiberle tatmak için baharatlayın. Her porsiyonu Parmesan peyniri serpin.

tavuk ve mantı

Barbunya fasulyesi, bu garnicky güveçte tavuk ve mantıya alışılmadık bir katkıdır.

4 kişilik

450 g / 1 lb derisiz tavuk göğsü filetosu, boyuna dörde bölünmüş

2 kutu 400 gr barbunya fasulyesi, süzülmüş ve durulanmış

400 gr / 14 oz kutu doğranmış domates

120 ml tavuk suyu

2 küçük soğan doğranmış

4 diş sarımsak, kıyılmış

½ çay kaşığı kuru kekik

150 gr / 5 oz taze güneşte kurutulmuş domatesli ravioli, pişmiş, sıcak

tatmak için tuz ve taze çekilmiş karabiber

Yavaş ocakta mantı, tuz ve karabiber hariç tüm malzemeleri birleştirin. Son 10 dakikada raviolileri ekleyerek 4-5 saat yüksek ateşte örtün ve pişirin. Tuz ve karabiberle tatmak için baharatlayın.

Sebzeli ve Makarnalı Tavuk

Güneşte kurutulmuş domates ve siyah zeytin, bu renkli karışıma dünyevi bir dokunuş katıyor.

4 kişilik

1 pound / 450 g derisiz tavuk göğsü filetosu, küp şeklinde (2,5 cm / 1 inç)

400 gr / 14 oz konserve doğranmış otlu domates

175 ml / 6 gr tavuk suyu

1 büyük havuç, dilimlenmiş

1 doğranmış soğan

½ yeşil dolmalık biber doğranmış

2 diş sarımsak, kıyılmış

2 defne yaprağı

1 çay kaşığı kurutulmuş mercanköşk

3 yemek kaşığı doğranmış kurutulmuş domates (yağda değil)

40 gr / 1½ oz Kalamata veya siyah zeytin, çekirdekleri çıkarılmış ve yarıya bölünmüş

2 kabak veya sarı yaz kabağı, köfte gibi, küp küp doğranmış

175 g / 6 oz küçük brokoli çiçeği

100 gr / 4 oz rigatoni, pişmiş, sıcak

tatmak için tuz ve taze çekilmiş karabiber

Zeytin, kabak veya bal kabağı, brokoli, rigatoni, tuz ve karabiber dışındaki tüm malzemeleri yavaş ocakta birleştirin. Son 20 dakikada kabak veya balkabağı, brokoli ve rigatoni ekleyerek 4-5 saat yüksek ateşte örtün ve pişirin. Defne yapraklarını atın. Tuz ve karabiberle tatmak için baharatlayın.

Tavuk MARINARA

Kolay bir İtalyan yemeği için bu yemeği gevrek bir salata ile eşleştirin.

4 kişilik

450 gr / 1 pound derisiz tavuk göğsü filetosu, küp doğranmış

400 gr / 14 oz kutu doğranmış domates

120 ml tavuk suyu

3 doğranmış soğan

75 g / 3 oz mantar, dörde bölünmüş

1 çubuk kereviz ince doğranmış

1 havuç ince doğranmış

2 diş sarımsak, kıyılmış

1 çay kaşığı kurutulmuş İtalyan otu baharatı

1 doğranmış kabak

tatmak için tuz ve taze çekilmiş karabiber

225 g / 8 oz penne, pişmiş, sıcak

Kabak, tuz, karabiber ve makarna dışındaki tüm malzemeleri yavaş ocakta birleştirin. Son 20 dakikada kabakları ilave ederek 4-5 saat yüksek ateşte pişirin. Tuz ve karabiberle tatmak için baharatlayın. Makarna üzerinde servis yapın.

Tavuk, Mantar ve Polentalı Domates

Mikrodalgada polenta pişirmek hızlı ve kolaydır, ancak yavaş ocakta da yapılabilir.

4 kişilik

1 pound / 450 g derisiz tavuk göğsü filetosu, küp şeklinde (2,5 cm / 1 inç)

2 400 g / 14 oz kutu İtalyan erik domatesleri, iri kıyılmış, meyve suyu ile

225 gr / 8 oz hazır domates sosu

2 yemek kaşığı domates püresi

225 gr / 8 oz mantar, dilimlenmiş

1 dilimlenmiş havuç

1 doğranmış soğan

2 diş sarımsak, kıyılmış

1 çay kaşığı şeker

1 çay kaşığı kuru fesleğen

1 çay kaşığı kuru kekik

tatmak için tuz ve taze çekilmiş karabiber

Mikrodalga Polenta (aşağıya bakın)

Tuz, karabiber ve Mikrodalgada Polenta hariç tüm malzemeleri yavaş ocakta birleştirin. Örtün ve 4 ila 5 saat boyunca yüksek pişirin. Tuz ve karabiberle tatmak için baharatlayın. Mikrodalga polenta üzerinde servis yapın.

mikrodalga polenta

Mikrodalgada polenta yapmak çok kolaydır ve zaten yavaş pişiriciyi kullanıyorsanız çok kullanışlıdır.

4 kişilik

150g / 5oz polenta

½ çay kaşığı tuz

750 ml / 1¼ litre su

250 ml / 8 fl oz yarım yağlı süt

1 doğranmış soğan

Tüm malzemeleri 2,5 litre / 4¼ pint cam bir tencerede birleştirin. Pişirme süresinin yarısında karıştırarak, 8 ila 9 dakika boyunca Yüksek mikrodalgada üstü açık olarak pişirin. Pürüzsüz olana kadar çırpın. Örtün ve 6 ila 7 dakika yüksek ateşte pişirin. Mikrodalgadan çıkarın, çırpın ve üstü kapalı olarak 3 ila 4 dakika bekletin.

tavuk avcısı

Zengin bir sarımsak ve kekik aromasına sahip bu İtalyan yemeği, geleneksel olarak avdan getirilen av hayvanlarıyla yapılır.

4 kişilik

225 g / 8 oz derisiz tavuk göğsü filetosu, küp şeklinde (2 cm / ¾ inç)

225 g / 8 oz kemiksiz tavuk butları, küp şeklinde (2 cm / ¾ inç)

2 kutu 400 g / 14 oz doğranmış domates

120 ml / 4 fl oz kuru kırmızı şarap veya su

225 g / 8 oz mantar, dörde bölünmüş

2 doğranmış soğan

1 adet doğranmış yeşil dolmalık biber

6 diş sarımsak, kıyılmış

2 çay kaşığı kuru kekik

½ çay kaşığı sarımsak tozu

1 defne yaprağı

1-2 yemek kaşığı mısır unu

2 ila 4 yemek kaşığı su

tuz ve taze çekilmiş karabiber

225 g / 8 oz erişte, pişmiş, sıcak

Yavaş ocakta mısır unu, su, tuz, biber ve erişte dışındaki tüm malzemeleri birleştirin. Örtün ve kısık ateşte 6 ila 8 saat pişirin. Isıyı Yüksek seviyeye getirin ve 10 dakika pişirin. Birleştirilmiş mısır unu ve suyu ilave edin, 2-3 dakika karıştırın. Defne yaprağını atın. Tuz ve karabiberle tatlandırıp eriştelerin üzerine servis yapın.

Polentalı İtalyan Fasulyesi ve Sebzeleri

Bu renkli karışım, makarna veya pilav üzerinde de servis edilebilir. Hindi yerine domuz sosisleri de işe yarar.

6 için

275 gr / 10 oz hindi sosisleri, muhafazasız
yağ, yağlamak

400 gr / 14 oz kutu doğranmış domates

400 g / 14 oz konserve nohut, durulanmış ve süzülmüş

400 g / 14 oz konserve barbunya, durulanmış ve süzülmüş

3 doğranmış soğan

175g / 6oz portabella mantarı, doğranmış

4 diş sarımsak, kıyılmış

1½ çay kaşığı kurutulmuş İtalyan ot baharatı

¼ çay kaşığı kıyılmış pul biber

350 gr / 12 oz brokoli çiçeği ve dilimlenmiş sapları

175 g / 6 oz kabak, tercihen sarı veya bal kabağı,

dilimlenmiş

tuz ve taze çekilmiş karabiber

500 g / 18 oz pkg hazır İtalyan bitki polenta veya 300 g /

11 oz polenta, pişmiş, sıcak

Yağlanmış orta tavada sosisleri çatalla kırarak kızarana kadar pişirin. Brokoli, kabak veya bal kabağı, tuz, karabiber ve polenta hariç kalan malzemelerle 5.5 litre / 9½ pint yavaş ocakta birleştirin. Son 30 dakikada brokoli ve kabak ekleyerek 6 ila 8 saat boyunca altını kapatın ve düşük pişirin. Tuz ve karabiberle tatmak için baharatlayın. Polenta üzerinde servis yapın.

Tavuk Alfredo

Parmesan peyniri petits pois ve kuşkonmaz sosuyla karıştırılarak tavuğu krema haline getirir.

4 kişilik

1 pound / 450 g derisiz tavuk göğsü filetosu, küp şeklinde
(2 cm / ¾ inç)

450 ml / ¾ sıcak bir bardak tavuk

2 taze soğan, dilimlenmiş

1 diş ezilmiş sarımsak

1 çay kaşığı kuru fesleğen

100 gr / 4 oz kuşkonmaz, dilimlenmiş

40 g / 1½ oz dondurulmuş pois petits, çözülmüş

2 yemek kaşığı mısır unu

120 ml / 4 fl oz yarım yağlı süt

40 gr / 1½ oz taze rendelenmiş Parmesan peyniri

tatmak için tuz ve taze çekilmiş karabiber

225 g / 8 oz fettuccine veya tagliatelle, cocidos, calientes

Yavaş ocakta tavuk, et suyu, yeşil soğan, sarımsak ve fesleğeni birleştirin. Son 20 dakikada kuşkonmaz ve bezelyeyi ekleyerek 4-5 saat yüksek ateşte pişirin.

Karıştırılan mısır unu ve sütü 2-3 dakika karıştırarak ekleyin. Peyniri ekleyin, eriyene kadar karıştırın. Tuz ve karabiberle tatmak için baharatlayın. Fettuccine üzerinde servis yapın.

Kayısı Sırlı Poussins

Yumuşayana ve nemli olana kadar pişirilen poussinler,
otlu kayısı sosuyla doldurulur.

4 kişilik

2 poussin, her biri yaklaşık 550 g / 1¼ lb
yenibahar
tuz ve taze çekilmiş karabiber
75 ml / 2½ gram tavuk suyu
kayısı sosu
2 yemek kaşığı mısır unu
50 ml / 2 fl oz su

Poussinleri kırmızı biber, tuz ve karabiber serpin. Yavaş
pişiriciye koyun ve suyu ekleyin. Örtün ve bacaklar
serbestçe hareket edene kadar 5½ ila 6 saat pişirin,
pişirme sırasında Kayısı Glaze ile iki veya üç kez
fırçalayın. Poussin'leri servis tabağına alın ve folyo ile
gevşek bir şekilde kapatın. Kalan kayısı sırını yavaş
pişiriciye karıştırın. Örtün ve 10 dakika yüksek ateşte
pişirin. Birleştirilmiş mısır unu ve suyu ilave edin, 2-3
dakika karıştırın. Sosu poussinlerin üzerine dökün.

Toskana tavuğu

Kurutulmuş porcini mantarları, İtalyan mutfağınıza
ekstra bir lezzet boyutu katmak için dolapta
bulundurmanız gereken kullanışlı bir malzemedir.

6 için

250 ml / 8 fl oz kaynar tavuk suyu
25 gr / 1 oz kuru porcini mantarı
700 g / 1½ lb derisiz tavuk göğsü filetosu, küp şeklinde
(2,5 cm / 1 inç)
400 gr / 14 oz konserve doğranmış otlu domates
400 g / 14 oz konserve cannellini, yeşil fasulye veya yeşil
fasulye, süzülmüş ve durulanmış
120 ml / 4 fl oz beyaz sek şarap veya ılık tavuk
2 küçük soğan doğranmış
3 diş sarımsak, kıyılmış
2 yemek kaşığı mısır unu
50 ml / 2 fl oz su
tatmak için tuz ve taze çekilmiş karabiber

Et suyunu küçük bir kapta mantarların üzerine dökün. Mantarlar yumuşayana kadar yaklaşık 10 dakika bekletin. Mantarları boşaltın. Süzün ve suyu saklayın. Mantarları dilimler halinde kesin. Yavaş ocakta mantarları, ayrılmış suyu ve mısır nişastası, su, tuz ve karabiber hariç kalan malzemeleri birleştirin. Örtün ve 4 ila 5 saat boyunca yüksek pişirin. Birleştirilmiş mısır unu ve suyu ilave edin, 2-3 dakika karıştırın. Tuz ve karabiberle tatmak için baharatlayın.

kayısı sosu

Bu, kuşları ve tatlı pasta tatlılarını sırlamak ve ayrıca bir Noel pastasının üstünü marzipanla doldurmadan önce nemlendirmek için kullanılabilir.

4 kişilik

200 gr / 7 oz kayısı reçeli

2 yemek kaşığı portakal suyu

½ portakalın ince rendelenmiş kabuğu

½ çay kaşığı kuru kekik

½ çay kaşığı kuru biberiye

Bütün malzemeleri karıştır.

ev yapımı hindi

Kök sebzeler, mantarlar ve bezelye ile özenle pişirilmiş
hindi göğsü harika bir aile yemeğidir.

4 kişilik

12-450 gr / 1 lb hindi göğsü, küp şeklinde (2 cm / ¾ inç)
400 ml / 14 gr tavuk suyu
1 büyük havuç, dilimlenmiş
175 g / 6 oz patates, soyulmamış ve küp şeklinde
2 doğranmış soğan
100 gr / 4 oz mantar, ikiye bölünmüş
1 çay kaşığı kuru kekik
1 çay kaşığı kereviz tohumu
100g / 4oz dondurulmuş bezelye, çözülmüş
tatmak için tuz ve taze çekilmiş karabiber

Yavaş ocakta bezelye, tuz ve karabiber hariç tüm malzemeleri birleştirin. Son 20 dakikada bezelye ekleyerek 6 ila 8 saat boyunca düşük ateşte pişirin ve pişirin. Tuz ve karabiberle tatmak için baharatlayın.

Patates ve Biberli Sosis

Canlı renklere sahip dolmalık biberler bu yemeğe çekici bir görünüm ve bol miktarda lezzet verir. Füme hindi sosisi bulamazsanız, füme domuz eti de işe yarayacaktır.

4 kişilik

350 gr / 12 oz füme hindi sosisi, ince dilimlenmiş

175 ml / 6 gr tavuk suyu

700 g / 1½ lb mumlu patates, ince dilimlenmiş

1 kırmızı dolmalık biber, ince dilimlenmiş

1 yeşil dolmalık biber, ince dilimlenmiş

1 sarı dolmalık biber, ince dilimlenmiş

2 soğan, ince dilimlenmiş

25 g / 1 oz güneşte kurutulmuş domates (yağda değil), dörde bölünmüş

1 çay kaşığı kuru kekik

1 çay kaşığı kurutulmuş mercanköşk

1-2 yemek kaşığı mısır unu

50 ml / 2 fl oz su

tatmak için tuz ve taze çekilmiş karabiber

Mısır unu, su, tuz ve karabiber dışındaki tüm malzemeleri yavaş ocakta birleştirin. Örtün ve 4 ila 5 saat yüksekte pişirin. Birleştirilmiş mısır unu ve suyu ilave edin, 2-3 dakika karıştırın. Tuz ve karabiberle tatmak için baharatlayın.

Vino Blanco ile Ragu de Pavo

Biberiye, adaçayı ve sarımsak, hindi göğsü için lezzetli bir sos yapmak için beyaz şarap ve domates ile karıştırılır. Pirinç veya polenta üzerinde lezzetli.

6 için

700 gr / 1½ lb hindi göğsü, küp şeklinde (2,5 cm / 1 inç)

400 g / 14 oz erik domates, doğranmış, suyu ile

120 ml / 4 fl oz beyaz sek şarap

225 gr / 8 oz mantar, dilimlenmiş

2 doğranmış soğan

1 dilimlenmiş havuç

1 kereviz çubuğu, dilimlenmiş

2 büyük sarımsak karanfil, kıyılmış

½ çay kaşığı kuru biberiye

½ çay kaşığı kuru adaçayı

1-2 yemek kaşığı mısır unu

2 ila 4 yemek kaşığı soğuk su

tatmak için tuz ve taze çekilmiş karabiber

Mısır unu, su, tuz ve karabiber dışındaki tüm malzemeleri yavaş ocakta birleştirin. Örtün ve kısık ateşte 6 ila 8 saat pişirin. Isıyı Yüksek seviyeye getirin ve 10 dakika pişirin. Birleştirilmiş mısır unu ve suyu ilave edin, 2-3 dakika karıştırın. Tuz ve karabiberle tatmak için baharatlayın.

Hindi ve Yabani Pirinç

Aslında bir ot olan yabani pirinç, kahverengi pirinçten daha belirgin bir tada sahiptir ve bu hindi ve sebze güvecine doku ve lezzet verir.

4 kişilik

1 pound / 450 gr hindi göğsü, küp doğranmış

450 ml / ¾ sıcak bir bardak tavuk

1 doğranmış soğan

1 çay kaşığı kuru adaçayı

2 dilimlenmiş havuç

100g / 4oz yabani pirinç

250 g / 9 oz küçük brokoli çiçeği

tatmak için tuz ve taze çekilmiş karabiber

Hindi, et suyu, soğan, adaçayı ve havuçları yavaş ocakta birleştirin. Son 2 saat pirinci ve son 30 dakika brokoli ekleyerek 6 ila 8 saat boyunca altını kapatın ve düşük pişirin. Tuz ve karabiberle tatmak için baharatlayın.

Albaricoques ile Pavo

Kimyon ve taze kişniş, bu kokulu tabakta kayısı lezzetini vurgular.

4 kişilik

1 pound / 450 g hindi göğsü, küp şeklinde (2,5 cm / 1 inç)

400 ml / 14 gr tavuk suyu

2 doğranmış soğan

200 gr / 7 oz domates, doğranmış

2 diş sarımsak, kıyılmış

1 çay kaşığı öğütülmüş kimyon

½ çay kaşığı öğütülmüş yenibahar

10 adet yemeye hazır kuru kayısı, dörde bölünmüş

2 yemek kaşığı mısır unu

50 ml / 2 fl oz su

15 gr / ½ oz taze kişniş, doğranmış

tatmak için tuz ve taze çekilmiş karabiber

25 gr / 1 oz pirinç, pişmiş, sıcak

Yavaş ocakta mısır unu, su, kişniş, tuz, karabiber ve pirinç dışındaki tüm malzemeleri birleştirin. Kısık ateşte 5-6 saat pişirin. Isıyı Yüksek seviyeye getirin ve 10 dakika pişirin. Birleştirilmiş mısır unu ve suyu ilave edin, 2-3 dakika karıştırın. Kişniş ekleyin. Tuz ve karabiberle tatmak için baharatlayın. Pirinç üzerinde servis yapın.

Güney Amerika Şili Pavo

Bu güveç çok baharatlı! Daha az ısı için jalapeno biberini çıkarın.

6 için

700 gr / 1½ lb hindi göğsü, küp şeklinde (2,5 cm / 1 inç)

400g/14oz biber soslu barbunya fasulyesi olabilir

400 gr / 14 oz konserve domates

120 ml tavuk suyu

½ yeşil dolmalık biber doğranmış

½ kırmızı biber doğranmış

2 küçük soğan doğranmış

1 küçük jalapeno veya diğer orta boy acı biber, ince doğranmış

2 diş sarımsak, kıyılmış

1 yemek kaşığı pul biber

1 çay kaşığı öğütülmüş kimyon

tatmak için tuz ve taze çekilmiş karabiber

Yavaş ocakta tuz ve karabiber hariç tüm malzemeleri birleştirin. Örtün ve 3 ila 4 saat boyunca yüksek pişirin. Tuz ve karabiberle tatmak için baharatlayın.

hindi köfte

Bu köfte, yavaş pişiricide bir somun haline de getirilebilir. Talimatlar için sayfa 217'deki Basit Köfte bölümüne bakın.

8 porsiyon için

700 gr / 1½ lb kıyılmış hindi göğsü

1 soğan ince doğranmış

½ kırmızı veya yeşil dolmalık biber, ince doğranmış

1 yumurta

120 ml tavuk suyu

30 gr / 1¼ oz kuru ekmek kırıntısı

3 yemek kaşığı biftek sosu

1 çay kaşığı kuru kekik

1 çay kaşığı tuz

½ çay kaşığı biber

120 ml / 4 fl oz biber sosu

Biber sosu hariç tüm malzemeleri bir kapta karıştırın. Karışımı yağlanmış 23 x 13 cm / 9 x 5 somunlu kek kalıbına koyun ve üstüne biber sosu sürün. Ucu köftenin ortasında olacak şekilde bir et termometresi yerleştirin. Kutuyu 5.5 litre / 9½ pint yavaş pişiriciye rafa yerleştirin. Örtün ve termometre 76ºC'yi gösterene kadar 6 ila 7 saat kısık ateşte pişirin.

İtalyan Köfte Güveç

Bu köfte belirgin bir İtalyan havasına sahiptir ve yakında ailelerin favorisi olacaktır.

6 için

italyan hindi köftesi

250 ml / 8 gr et suyu

2 kutu 400 g / 14 oz doğranmış domates

3 havuç, kalın dilimlenmiş

100 gr / 4 oz küçük mantar, ikiye kesilmiş

1 çay kaşığı kurutulmuş İtalyan otu baharatı

2 küçük kabak, dilimlenmiş

50g / 2oz dondurulmuş bezelye, çözülmüş

2 yemek kaşığı mısır unu

50 ml / 2 fl oz su

tatmak için tuz ve taze çekilmiş karabiber

350 g / 12 oz erişte veya fettuccine, pişmiş, sıcak

İtalyan hindi köftelerini, et suyunu, domatesleri, havuçları, mantarları ve otları 5,5 litre / 9½ pint yavaş ocakta birleştirin ve köftelerin suya battığından emin olun. Son 20 dakikada kabak ve bezelye ekleyerek 6 ila 8 saat boyunca altını kapatın ve düşük pişirin. Isıyı Yüksek seviyeye getirin ve 10 dakika pişirin. Birleştirilmiş mısır unu ve suyu ilave edin, 2-3 dakika karıştırın. Tuz ve karabiberle tatmak için baharatlayın. Makarnaların üzerinde servis yapın.

Latin Amerika Türkiye ve Squash

Kabak, tatlı patates, patates ve siyah fasulyenin bu doyurucu karışımının tadını bir tutam acı biberle çıkarın.

Pirinç üzerinde servis yapın.

4 kişilik

1 pound / 450 g hindi göğsü, küp şeklinde (2 cm / ¾ inç)

400 gr siyah fasulye konservesi, süzülmüş ve durulanmış

400 ml / 14 gr tavuk suyu

225g / 8oz domates püresi

350 gr / 12 oz balkabağı, soyulmuş ve küp doğranmış

175 g / 6 oz tatlı patates, soyulmuş ve doğranmış

175 g / 6 oz patates, soyulmuş ve küp doğranmış

2 doğranmış soğan

1 jalapeno veya diğer orta acı biber, ince doğranmış

1 çay kaşığı kavrulmuş kimyon tohumu

tatmak için tuz ve taze çekilmiş karabiber

25 gr / 1 oz kaju fıstığı, iri kıyılmış

Yavaş ocakta tuz, karabiber ve kaju fıstığı hariç tüm malzemeleri birleştirin. Örtün ve kısık ateşte 6 ila 8 saat pişirin. Tuz ve karabiberle tatmak için baharatlayın. Her porsiyonu kaju ile serpin.

Pavo avcısı

Sadece birkaç malzeme hindi göğsünü lezzetli bir yemeğe dönüştürebilir.

4 kişilik

1 pound / 450 gr hindi göğsü, dilimlenmiş (5 cm / 2 inç)

400 gr / 14 oz konserve domates

75 ml / 2½ fl oz su

65 gr / 2½ oz mantar, dilimlenmiş

¾ çay kaşığı kuru kekik

2 küçük kabak, küp doğranmış

tatmak için tuz ve taze çekilmiş karabiber

225 g / 8 oz makarna, pişmiş, sıcak

Kabak, tuz, karabiber ve makarna dışındaki tüm malzemeleri yavaş ocakta birleştirin. Son 30 dakikada kabakları ekleyerek 4-5 saat yüksek ateşte pişirin. Tuz ve karabiberle tatmak için baharatlayın. Makarna üzerinde servis yapın.

Acı biberli sosis

Bol sarımsak ve acı biber, bunu sosis pişirmenin eğlenceli bir yolu yapar ve isterseniz füme veya vejeteryan domuz sosisi ile de kullanılabilir.

4 kişilik

12-450 gr / 1 pound füme hindi sosisi, dilimlenmiş (2,5 cm / 1 inç)

400 gr / 14 oz kutu doğranmış domates

250 ml / 8 gr tavuk suyu

2 küçük soğan, ince dilimler halinde kesilmiş

3 büyük sarımsak karanfil, kıyılmış

½ – 1 küçük jalapeno veya diğer orta boy acı biber, ince dilimlenmiş

1½ çay kaşığı kurutulmuş İtalyan ot baharatı

¼ çay kaşığı kıyılmış pul biber

1 kabak, boyuna ikiye bölünmüş ve kalın dilimlenmiş

100 gr / 4 oz rigatoni, pişmiş

tatmak için tuz ve taze çekilmiş karabiber

25 gr / 1 oz taze rendelenmiş Parmesan peyniri

Kabak, makarna, tuz, karabiber ve peynir dışındaki tüm malzemeleri yavaş ocakta birleştirin. Son 20 dakikada kabak ve makarnayı ilave ederek 4-5 saat yüksek ateşte pişirin. Tuz ve karabiberle tatmak için baharatlayın. Her porsiyonu Parmesan peyniri serpin.

Türkiye ve rezene sosis güveç

Bu hasat güvecinde tatlı veya baharatlı sosis tercihinizi kullanın.

4 kişilik

275 gr / 10 oz hindi sosisi, dilimlenmiş

400 gr / 14 oz kutu doğranmış domates

250 ml / 8 gr tavuk suyu

450 gr / 1 pound balkabağı, soyulmuş ve küp doğranmış

8 küçük Brüksel lahanası, ikiye bölünmüş

1 soğan, ince dilimler halinde kesilmiş

2 yaban havucu, dilimlenmiş

1 küçük rezene ampulü, dilimlenmiş

bir tutam ezilmiş pul biber

1 çay kaşığı kurutulmuş İtalyan otu baharatı

1-2 yemek kaşığı mısır unu

2 ila 4 yemek kaşığı su

tatmak için tuz ve taze çekilmiş karabiber

Mısır unu, su, tuz ve karabiber dışındaki tüm malzemeleri yavaş ocakta birleştirin. Kapağını kapatıp kısık ateşte 5-6 saat pişirin. Isıyı Yüksek seviyeye getirin ve 10 dakika pişirin. Birleştirilmiş mısır unu ve suyu ilave edin, 2-3 dakika karıştırın. Tuz ve karabiberle tatmak için baharatlayın.

Füme nohut güveç

Füme hindi sosisi bu yahniye çok fazla lezzet katıyor. Fasulye ve sebzeler onu ekstra besleyici yapar.

6 için

450 gr / 1 lb füme hindi sosisi, dilimlenmiş

2 kutu 400 g / 14 oz doğranmış domates

2 400 g / 14 oz kutu nohut, süzülmüş ve durulanmış

2 doğranmış soğan

1 adet yeşil dolmalık biber

150 g / 5 oz Fransız fasulyesi, kısa parçalar halinde kesilmiş

2 diş sarımsak, kıyılmış

2 çay kaşığı kuru kekik

2 dilimlenmiş kabak

tatmak için tuz ve taze çekilmiş karabiber

Kabak, tuz ve karabiber hariç tüm malzemeleri 5.5 litre / 9½ pint yavaş ocakta birleştirin. Son 30 dakikada kabakları ekleyerek 4-5 saat yüksek ateşte pişirin. Tuz ve karabiberle tatmak için baharatlayın.

Erişteli Ton Balığı Güveci

İşte kolay ve lezzetli bir temel için konserve çorba ile en iyi konfor yemekleri. Hazırlanırken erişteleri fazla pişirmemeye dikkat edin.

6 için

300 g konserve mantar / 11 oz kremalı mantar
175 ml / 6 fl oz yarım yağlı süt
120ml mayonez
100g / 4oz rendelenmiş peynir
½ çubuk kereviz, doğranmış
½ küçük yeşil dolmalık biber, doğranmış
1 küçük soğan ince doğranmış
tuz ve taze çekilmiş karabiber
6 oz / 175 g orta boy yumurtalı erişte, al dente pişmiş

2 kutu su içinde 200 g / 7 oz ton balığı, süzülmüş

50g / 2oz dondurulmuş bezelye, çözülmüş

1-2 yemek kaşığı tereyağı veya margarin

15 gr / ½ oz taze ekmek kırıntıları

30 gr / 1¼ oz kuşbaşı badem

Yavaş ocakta çorba, süt, mayonez, peynir, kereviz, dolmalık biber ve soğanı birleştirin. Tuz ve karabiberle tatmak için baharatlayın. Erişte ve ton balığı ekleyin. Son 30 dakikada bezelyeleri ekleyerek 4-5 saat kısık ateşte pişirin.

Tereyağı veya margarini küçük bir tavada orta ateşte eritin. Ekmek kırıntılarını ve bademleri karıştırın, altın kahverengi olana kadar yaklaşık 5 dakika pişirin. Ton balığı karışımını üzerine serpin.

Limon Kapari Soslu Haşlanmış Somon

Yavaş pişirme somona ekstra nem verir, ancak aslında çok hızlı bir yemektir!

4 kişilik

120 ml / 4 fl oz su

120 ml / 4 fl oz beyaz sek şarap

1 sarı soğan, ince dilimlenmiş

1 defne yaprağı

½ çay kaşığı tuz

4 somon filetosu, her biri yaklaşık 100 g / 4 oz

Limon Kapari Sosu (aşağıya bakınız)

Yavaş pişiricide somon ve limon kapari sosu dışındaki tüm malzemeleri birleştirin. Kapağını kapatıp 20 dakika yüksek ateşte pişirin. Somonu ekleyin. Örtün ve somon yumuşayana ve çatalla pul pul olana kadar yaklaşık 20 dakika pişirin. Limonlu Kapari Sosu ile servis yapın.

Limon ve Kapari Sosu

Vejetaryen bir versiyon yapmak istiyorsanız sebze suyu kullanın.

4 kişilik

2-3 yemek kaşığı tereyağı veya margarin

3 yemek kaşığı un

400 ml / 14 gr tavuk suyu

2-3 çay kaşığı limon suyu

3 yemek kaşığı kapari

¼ çay kaşığı tuz

bir tutam beyaz biber

Tereyağı veya margarini küçük bir tencerede eritin. Unu ekleyin ve orta ateşte 1 dakika pişirin. Tavuk suyu ve limon suyunu birlikte çırpın. Kaynayana kadar ısıtın, koyulaşana kadar çırpın, yaklaşık 1 dakika. Kapari, tuz ve karabiberi ekleyin.

Salatalık soslu somon ekmeği

Konserve somonla yapılan bu ekmek her zaman favoridir ve mükemmel bir hafif öğle veya akşam yemeği yapar.

4 kişilik

200 g / 7 oz konserve somon, süzülmüş

50 gr / 2 oz taze kepekli ekmek kırıntıları

2 doğranmış taze soğan

50 ml / 2 fl oz süt

1 yumurta

2 yemek kaşığı limon suyu

2 yemek kaşığı kapari, durulanmış ve süzülmüş

1 yemek kaşığı kuru dereotu

½ çay kaşığı tuz

¼ çay kaşığı biber

Salatalık sosu (aşağıya bakınız)

Folyo kulpları yapın ve yavaş pişiriciye yerleştirin. Salatalık sosu hariç tüm malzemeleri birleştirin. Yavaş ocakta bir somun oluşturun. Örtün ve kısık ateşte 4-5 saat pişirin. Folyo tutamaçlarını kullanarak somunu çıkarın. Kesip salatalık sosuyla servis yapın.

salatalık sosu

Taze ve ferahlatıcı bir sos.

4 kişilik

120 ml / 4 fl oz sade yoğurt

50 gr / 2 oz salatalık, doğranmış

½ çay kaşığı dereotu

tuz ve beyaz biber, tatmak

Bütün malzemeleri karıştır.

marul yapraklarında halibut

*Beyaz şarapta pişirilmiş halibut için bu cezbedici tarifi
deneyin. Morina veya hake filetolarıyla da iyi çalışır.*

4 kişilik

250 ml / 8 fl oz beyaz sek şarap

8-12 büyük marul yaprağı

4 halibut filetosu, her biri yaklaşık 100 g / 4 oz

1 çay kaşığı karışık otlar veya kuru tarhun

tatmak için tuz ve taze çekilmiş karabiber

40 gr / 1½ oz ıspanak, ince dilimlenmiş

Şarabı yavaş pişiriciye dökün. Kapağını kapatıp 20 dakika yüksek ateşte pişirin. Marul yapraklarının büyük orta damarını kesin, yaprakları sağlam bırakın. Yapraklar soluncaya kadar kaynar suya daldırın, yaklaşık 30 saniye. İyice süzün.

Balıkları otlar, tuz ve karabiber serpin ve üstüne ıspanak serpin. Balıkları, her biri için 2 ila 3 yaprak kullanarak marul yapraklarına sarın. Yavaş pişiriciye, dikiş tarafları aşağı bakacak şekilde yerleştirin. Balıklar yumuşayıncaya ve çatalla pullar dökülene kadar, yaklaşık 1 saat boyunca üzerini kapatın ve yüksek ateşte pişirin.

Karamelize sarımsak soslu kırmızı balığı

Sarımsak sosu, somon veya halibut, morina veya mezgit
balığı gibi sert etli beyaz balıklarla eşit derecede
lezzetlidir.

4 kişilik

1 adet kırmızı balığı filetosu, yaklaşık 550 g / 1¼ lb
tatmak için tuz ve taze çekilmiş karabiber
50-120 ml / 2-4 fl oz sebze suyu
Karamelize sarımsak sosu (aşağıya bakınız)

Yavaş pişiriciyi alüminyum folyo ile örtün veya alüminyum folyodan kulplar yapın. Balıkları hafifçe tuz ve karabiber serpin. Yavaş pişiriciye koyun. Et suyunu ekleyin. Balıklar yumuşayıncaya ve çatalla pullar dökülene kadar, yaklaşık 30 dakika kadar yüksek ateşte örtün ve pişirin. Folyo kulplu balıkları çıkarın. Karamelize sarımsak sosu ile servis yapın.

Karamelize Ajo Maydanoz

Vejetaryen versiyonu için sebze suyu kullanın.

4 kişilik

12 diş sarımsak, soyulmuş
1-2 yemek kaşığı zeytinyağı
175 ml / 6 gr tavuk suyu
2 yemek kaşığı kuru beyaz şarap (isteğe bağlı)
1 yemek kaşığı un
1 yemek kaşığı ince kıyılmış maydanoz
tuz ve beyaz biber, tatmak

Sarımsakları orta tavada yağda, kapağı kapalı, orta ateşte yumuşayana kadar yaklaşık 10 dakika pişirin. Sarımsak karanfilleri altın sarısı olana kadar, yaklaşık 10 dakika kısık ateşte pişirin, sonra hafifçe ezin. Kombine et suyu, şarap ve unu ekleyin. Kaynayana kadar ısıtın, koyulaşana kadar karıştırın, yaklaşık 1 dakika. Maydanozu ekleyin. Tuz ve karabiberle tatmak için baharatlayın.

Ton balıklı spagetti kabak

Etnik pazarlarda veya sonbaharda organik satıcılardan spagetti kabağı arayın. Burada ton balığı ve zeytin dolgusu ile pişirilir, servis edilmeden önce iç harcı ile karıştırılır. Ayrıca sade olarak pişirebilir, ardından telleri bir çatalla kabartabilir ve tereyağı ve otlar ile karıştırabilirsiniz.

4 kişilik

400 gr / 14 oz kutu doğranmış domates
75 gr / 3 oz siyah zeytin, dilimlenmiş
2 kutu 200 g / 7 oz su içinde ton balığı, süzülmüş ve kuşbaşı doğranmış
1 çay kaşığı kuru kekik
tatmak için tuz ve taze çekilmiş karabiber

1 küçük ila orta boy spagetti kabağı, yaklaşık 2½ libre /

1,25 kg, boyuna ikiye bölünmüş ve tohumlanmış

120 ml / 4 fl oz su

25 gr / 1 oz taze rendelenmiş Parmesan peyniri

Domates ve sıvı, zeytin, ton balığı, kekik, tuz ve biberi birleştirin. Kabakları yarıya dökün ve yavaş pişiriciye koyun. Suyu ekleyin. Kabak yumuşayana kadar, 3 ila 4 saat yüksek veya 6 ila 8 saat düşük olana kadar örtün ve pişirin. Ton balığı karışımı ile birleştirerek çatalla kabartmak kabak telleri. Parmesan peyniri serpin.

Otlar ve Şarap ile Deniz Ürünleri

Deniz tarağı, kral karidesler ve morina cazip bir kombinasyon oluşturur. Sıcak kavrulmuş biberli mısır ekmeğinin cömert kareleriyle servis yapın.

8 porsiyon için

2 kutu 400 gr / 14 oz domates

250 ml / 8 fl oz su

120 ml / 4 fl oz beyaz sek şarap

2 ince doğranmış soğan

4 diş sarımsak, kıyılmış

1 çay kaşığı kuru fesleğen

1 çay kaşığı kuru kekik

½ çay kaşığı öğütülmüş zerdeçal

2 defne yaprağı

1 pound / 450 g morina balığı veya mezgit balığı veya

mezgit gibi diğer beyaz balık filetosu, dilimlenmiş (1 inç /

2,5 cm)

225g / 8oz büyük çiğ karidesler, soyulmuş ve damarları

çıkarılmış, dondurulmuşsa çözülmüş

225 g / 8 oz tarak, büyükse ikiye bölünmüş

tatmak için tuz ve taze çekilmiş karabiber

Yavaş ocakta kabuklu deniz ürünleri, tuz ve karabiber hariç tüm malzemeleri birleştirin. Örtün ve kısık ateşte 6-7 saat pişirin. Isıyı Yüksek seviyeye yükseltin ve 10 ila 15 dakika daha kabuklu deniz ürünleri ekleyin. Defne yapraklarını atın. Tuz ve karabiberle tatmak için baharatlayın.

Rezene kokulu maymunbalığı güveç

Portakal kabuğu ve rezene tohumları beyaz balığı güzel
bir şekilde tamamlar.

8 porsiyon için

1 litre / 1¾ pint balık suyu

120 ml / 4 fl oz beyaz sek şarap

5 domates, soyulmuş ve doğranmış

1 büyük havuç, doğranmış

2 doğranmış soğan

3 diş sarımsak, kıyılmış

1 yemek kaşığı ince rendelenmiş portakal kabuğu rendesi

1 çay kaşığı rezene tohumu, hafifçe ezilmiş

Maymunbalığı, morina balığı, kırlangıç balığı veya somon
balığı gibi 2 lb / 900 g sert balık filetosu, parçalar halinde
kesilmiş (4 cm / 1½ inç)

15 gr / ½ oz doğranmış taze maydanoz

tatmak için tuz ve taze çekilmiş karabiber

Balık, maydanoz, tuz ve biber dışındaki tüm malzemeleri yavaş ocakta birleştirin. Son 15 dakikada balıkları ekleyerek 6 ila 8 saat boyunca altını kapatın ve pişirin.

Maydanozu ekleyin. Tuz ve karabiberle tatmak için baharatlayın.

Yeşil Soslu Balık

Jalapeno biberi yerine başka bir orta boy acı biber çeşidi kullanabilirsiniz.

8 porsiyon için

1 litre / 1¾ pint balık suyu

120 ml / 4 fl oz beyaz sek şarap

5 domates, soyulmuş ve doğranmış

1 büyük havuç, doğranmış

2 doğranmış soğan

3 diş sarımsak, kıyılmış

1 küçük jalapeno biberi, çok ince doğranmış

1 yeşil biber ince doğranmış

½ çay kaşığı kimyon tohumu, ezilmiş

½ çay kaşığı kuru kekik

Maymunbalığı, morina balığı, kırlangıç balığı veya somon

balığı gibi 2 lb / 900 g sert balık filetosu, parçalar halinde

kesilmiş (4 cm / 1½ inç)

tatmak için tuz ve taze çekilmiş karabiber

süslemek için doğranmış taze kişniş

Balık, tuz ve karabiber hariç tüm malzemeleri yavaş ocakta birleştirin. Son 15 dakikada balıkları ekleyerek 6 ila 8 saat boyunca altını kapatın ve pişirin. Tuz ve karabiberle tatmak için baharatlayın. Her porsiyonu kıyılmış kişniş ile cömertçe serpin.

Pollock ve güneşte kurutulmuş domates

Bu zengin domatesli güveye dilerseniz 1 yemek kaşığı

süzülmüş kapari ekleyin ve polenta, makarna veya pilav

üzerinde servis yapın.

4 kişilik

250 ml / 8 gr tavuk suyu

225 gr / 8 oz hazır domates sosu

400 gr / 14 oz domates, doğranmış

1 büyük soğan doğranmış

½ yeşil dolmalık biber doğranmış

1 doğranmış havuç

3 yemek kaşığı doğranmış kurutulmuş domates (yağda değil), oda sıcaklığında

1 diş ezilmiş sarımsak

1 çay kaşığı kurutulmuş mercanköşk

½ çay kaşığı kuru kekik

1 pound / 450 gr mezgit balığı filetosu veya diğer sert etli beyaz balık, dilimlenmiş (1 inç / 2,5 cm)

tatmak için tuz ve taze çekilmiş karabiber

Balık, tuz ve karabiber hariç tüm malzemeleri yavaş ocakta birleştirin. Son 10 ila 15 dakikada balıkları ekleyerek 6 ila 8 saat boyunca altını kapatın ve pişirin. Tuz ve karabiberle tatmak için baharatlayın.

Makarna ile Cioppino

Bulunabilirlik ve fiyata bağlı olarak, bu California favorisi için diğer taze balık türlerini değiştirin.

6 için

120 ml / 4 fl oz balık veya tavuk suyu

120 ml / 4 fl oz beyaz sek şarap

600 g / 1 lb 6 oz doğranmış domates

1 adet doğranmış yeşil dolmalık biber

2 doğranmış soğan

75 gr / 3 oz mantar, dilimlenmiş

4 diş sarımsak, kıyılmış

1 yemek kaşığı domates püresi

2 çay kaşığı kuru kekik

2 çay kaşığı kuru fesleğen

1 çay kaşığı öğütülmüş zerdeçal

225 g / 8 oz tarak, büyükse ikiye bölünmüş

225 g / 8 oz beyaz yengeç eti, parçalar halinde

100 g / 4 oz mezgit veya mezgit filetosu, küpler halinde

(2,5 cm / 1 inç)

12 midye, temizlenmiş ve sakalı alınmış (kırılanları atın)

tatmak için tuz ve taze çekilmiş karabiber

350 gr / 12 oz fettuccine, cocido, caliente

Kabuklu deniz ürünleri, tuz, karabiber ve fettuccine dışındaki tüm malzemeleri 5,5 litre / 9½ pint yavaş ocakta birleştirin. Son 15 dakikada kabuklu deniz ürünlerini ekleyerek 6 ila 8 saat boyunca düşük ateşte pişirin ve pişirin. Açılmamış midyeleri atın. Tuz ve karabiberle tatmak için baharatlayın. Fettuccine üzerinde servis yapın.

Füme Haddock Kedgeree

Catherine Atkinson'ın Ustaca Baharatlı Pirinç Kasesi, yaklaşık bir saat içinde yemeye hazır ideal bir akşam yemeğidir.

4 kişilik

biraz yumuşatılmış tereyağı, yağlamak için
250 ml / 8 fl oz sıcak sebze suyu (kaynatmadan)
75 g / 3 oz pişirmesi kolay uzun taneli pirinç
1 çay kaşığı köri tozu
tuz ve taze çekilmiş karabiber
100g / 4oz füme mezgit balığı filetosu, derisi alınmış
1 çay kaşığı limon suyu
1 yemek kaşığı taze veya dondurulmuş doğranmış frenk soğanı, kişniş veya maydanoz
1 haşlanmış yumurta, dörde bölünmüş (isteğe bağlı)
sıcak tereyağlı tost parmakları, servis yapmak için

Seramik tencerenin tabanını tereyağı ile yağlayın,
ardından suyu dökün. Pirinç ve köri tozunu ekleyin, iyice
karıştırın ve biraz tuz ve karabiberle tatlandırın. Kapakla
örtün ve yavaş pişiriciyi yükseğe çevirin. 45 dakika
pişirin. Bu arada balıkları küçük parçalar halinde kesin.
Limon suyu serpin ve ardından pirinci ekleyin. 15 ila 20
dakika daha veya pirinç ve balık pişene ve et suyunun
çoğu emilene kadar pişirin. Kıyılmış otların çoğunu
ekleyin ve sıcak bir servis tabağına dökün.
Kullanıyorsanız, kalan otları serpin ve yumurta
çeyrekleri ile üstüne serpin. Sıcak tereyağlı kızarmış
ekmek parmaklarıyla servis yapın.

Yengeç ve kereviz otu

Taze yengeç eti kullanabilirsiniz, ancak konserve yengeç etinin kullanışlı ve çok iyi olduğunu düşünüyorum.

6 için

225 gr / 8 oz rendelenmiş kaşar peyniri
225 g / 8 oz yumuşak peynir, oda sıcaklığında
250 ml bira
½ çay kaşığı kuru hardal tozu
½ çay kaşığı Worcestershire veya mantar sosu
100 gr / 4 oz yengeç eti, iri kıyılmış
acı biber, tatmak
6 dilim kızarmış çok tahıllı ekmek

12 dilim domates

18-24 pişmiş kuşkonmaz

18 büyük pişmiş karides

süslemek için doğranmış taze maydanoz

Yavaş ocakta peynirleri, birayı, hardalı ve Worcestershire sosunu birleştirin. Örtün ve peynirler eriyene kadar pişirin, yaklaşık 2 saat, pişirme sırasında iki kez karıştırın. Yengeç eti ekleyin ve acı biberle tatlandırın. Servis tabaklarına kızarmış ekmekleri dizin. Her dilimin üzerine 2 domates dilimi ve 3-4 kuşkonmaz mızrağı yerleştirin ve nane karışımını üstüne dökün. Her birini 3 karidesle doldurun ve maydanoz serpin.

Patates ve Brokoli ile Deniz Ürünleri

Mezgit balığı, karides ve deniz tarağı, iyi hazırlanmış bir sosta patates ve brokoli ile iyi gider. Ispanaklı Pilav ile servis yapın.

6 için

450 ml / ¾ pint balık veya tavuk suyu

500 g / 18 oz patates, soyulmuş ve küp şeklinde kesilmiş (2 cm / ¾ inç)

4 doğranmış soğan

1 büyük sarımsak karanfil, kıyılmış

1-2 yemek kaşığı kuru şeri (isteğe bağlı)

1 defne yaprağı

½ – ¾ çay kaşığı kuru kekik

½ – ¾ çay kaşığı kuru fesleğen

¼ çay kaşığı kuru hardal tozu

350 g / 12 oz brokoli, küçük çiçeklerde

175 ml / 6 fl oz yarım yağlı süt

1 yemek kaşığı mısır unu

225 g / 8 oz mezgit balığı veya diğer beyaz balık filetosu, küp şeklinde (4 cm / 1½ inç)

225g / 8oz pişmiş orta boy karides, soyulmuş,

dondurulmuşsa çözülmüş

225 g / 8 oz tarak, büyükse ikiye bölünmüş

2-3 çay kaşığı limon suyu

tuz ve beyaz biber, tatmak

Brokoli, süt, mısır unu, kabuklu deniz ürünleri, limon suyu, tuz ve karabiber hariç tüm malzemeleri 5.5 litre / 9½ pint yavaş ocakta birleştirin. Son 20 dakikada brokoliyi ekleyerek 4-6 saat yüksek ateşte pişirin ve pişirin. Süt ve mısır ununu ekleyip 2-3 dakika karıştırarak pişirin. Mezgit balığı, karides ve tarakları ekleyin. Örtün ve 5 ila 10 dakika pişirin. Defne yaprağını atın. Limon suyu, tuz ve karabiber ile tatlandırın.

balığı bayou

Bu güney tarzı favoriyi kavrulmuş biberli mısır ekmeği ile servis edin. Kırmızı balığın yerine herhangi bir beyaz balık filetosu kullanılabilir.

4 kişilik

400 gr / 14 oz konserve domates

250 ml / 8 fl oz su

1 doğranmış soğan

½ yeşil dolmalık biber doğranmış

1 doğranmış havuç

2 diş sarımsak, kıyılmış

2-3 çay kaşığı Worcestershire sosu

100g / 4oz bamya, kesilmiş ve parçalar halinde kesilmiş

1 pound / 450 g kırmızı balığı filetosu, 1 inç / 2,5 cm'lik

parçalar halinde kesilmiş

tuz ve acı biber, tatmak

75-175 g / 3-6 oz pişmiş pirinç, sıcak

Tabasco sosu

Yavaş ocakta domates, su, sebze, sarımsak ve Worcestershire sosunu birleştirin. Son 30 dakika bamya ve son 10 ila 15 dakika balık ekleyerek 4 ila 6 saat boyunca yüksek ateşte örtün ve pişirin. Tuz ve acı biberle tatlandırın. Tabasco soslu pilavın üzerinde servis yapın.

çıtır güveç

Bu ABD Körfez Kıyısı favorisi, sadece bir tutam acı müstehcenliği olan sağlam bir sosa sahiptir. Kırmızı biberli pilav mükemmel bir garnitür.

6 için

400 gr / 14 oz kutu doğranmış domates

120 ml / 4 fl oz balık veya tavuk suyu

2-3 yemek kaşığı domates püresi

1 doğranmış soğan

½ yeşil dolmalık biber doğranmış

4 taze soğan, dilimlenmiş

1 kereviz sapı, ince dilimlenmiş

4 diş sarımsak, kıyılmış

¾ çay kaşığı kuru kekik

1 defne yaprağı

700 g / 1½ lb kırmızı çıtçıt filetosu, parçalara ayrılmış (5 cm / 2 inç)

tatmak için tuz ve tabasco sosu

Kırmızı biberli pirinç (aşağıya bakınız)

Balık, tuz, Tabasco sosu ve Kırmızı Biberli Pilav hariç tüm malzemeleri yavaş ocakta birleştirin. Son 15 dakikada balıkları ekleyerek 4-5 saat yüksek ateşte pişirin. Defne yaprağını atın. Tuz ve Tabasco sos ile tatlandırın. Kırmızı biberle pilavın üzerinde servis yapın.

kırmızı biberli pilav

Kavanozdaki dolmalık biber yerine, yumuşayana kadar birkaç dakika kaynatılmış taze kırmızı dolmalık biber koyabilirsiniz.

6 için

350 g / 12 oz uzun taneli pirinç

¼ çay kaşığı öğütülmüş zerdeçal

½ çay kaşığı kırmızı biber

1 kavanoz közlenmiş kırmızı dolmalık biber, kaba doğranmış

Pirinci paket talimatlarına göre pişirin, zerdeçalı pişirme suyuna karıştırın. Pişen pirincin üzerine pul biberi ve közlenmiş kırmızı biberi ekleyin.

Kreol balığı

İyi güçlü tatlar, bu hazırlaması kolay yemeği hafta içi bir yemek için mükemmel hale getirir. Daha da hızlı bir versiyon yapmak için turta dolguları için küp şeklinde karışık balık da kullanabilirsiniz.

4 kişilik

2 kutu 400 g / 14 oz doğranmış domates

50 ml / 2 fl oz sek beyaz şarap veya su

4 doğranmış soğan

1 adet doğranmış yeşil dolmalık biber

1 büyük rama de apio, pikada

½ çay kaşığı kuru kekik

¼ çay kaşığı kıyılmış pul biber

2 diş sarımsak, kıyılmış

2 yemek kaşığı soya sosu

1 yemek kaşığı kırmızı biber

2 defne yaprağı

450 gr / 1 pound morina filetosu, küp doğranmış

tatmak için tuz ve taze çekilmiş karabiber

75 gr / 3 oz pirinç, pişmiş, sıcak

Morina, tuz, karabiber ve pirinç hariç tüm malzemeleri yavaş ocakta birleştirin. Örtün ve son 10-15 dakikada morinaları ekleyerek 4-5 saat yüksek ateşte pişirin. Defne yapraklarını atın. Tuz ve karabiberle tatmak için baharatlayın. Pirinç üzerinde servis yapın.

Kreol morina balığı

Bir değişiklik isterseniz, bu tarifi diğer sert beyaz balıklarla deneyin.

6 için

400 gr / 14 oz kutu doğranmış domates

120 ml / 4 fl oz balık veya tavuk suyu

2-3 yemek kaşığı domates püresi

1 doğranmış soğan

½ yeşil dolmalık biber doğranmış

4 taze soğan, dilimlenmiş

1 kereviz sapı, ince dilimlenmiş

4 diş sarımsak, kıyılmış

½ çay kaşığı kurutulmuş mercanköşk

½ çay kaşığı kekik

½ çay kaşığı kereviz tohumu

½ çay kaşığı öğütülmüş kimyon

700 g / 1½ lb morina filetosu, parçalara ayrılmış (5 cm / 2 inç)

tatmak için tuz ve tabasco sosu

75–175 g / 3–6 oz pişmiş pirinç, sıcak

Balık, tuz, Tabasco sosu ve pirinç dışındaki tüm malzemeleri yavaş ocakta birleştirin. Son 15 dakikada balıkları ekleyerek 4-5 saat yüksek ateşte pişirin. Tuz ve Tabasco sosuyla tatlandırın ve pilavın üzerinde servis yapın.

Karayip tatlı ve ekşi somon

Tatlı ve ekşi tatlar, burada ananas ve fasulye ile pişirilen somon gibi yağlı balıkların yanı sıra acı biber ile özellikle iyi gider.

4 kişilik

400 gr siyah fasulye konservesi, süzülmüş ve durulanmış

225 g / 8 oz konserve ananas parçaları suyu içinde, süzülmemiş

2 soğan, iri doğranmış

½ kırmızı dolmalık biber, dilimlenmiş

½ yeşil dolmalık biber, dilimlenmiş

4 diş sarımsak, kıyılmış

2 cm / ¾ parça taze kök zencefil, ince rendelenmiş

1 jalapeno veya diğer orta acı biber, ince doğranmış

2-3 yemek kaşığı açık kahverengi şeker

2-3 yemek kaşığı elma sirkesi

2-3 çay kaşığı köri tozu

50 ml / 2 fl oz su

1½ yemek kaşığı mısır unu

1 pound / 450 g somon fileto, küp şeklinde (4 cm / 1½ inç)

tatmak için tuz ve taze çekilmiş karabiber

100 gr / 4 oz pirinç, pişmiş, sıcak

Yavaş ocakta su, mısır nişastası, somon, tuz, karabiber ve pirinç dışındaki tüm malzemeleri birleştirin. Örtün ve 4 ila 5 saat boyunca yüksek pişirin. Karıştırılan su ve mısır ununu 2-3 dakika karıştırarak ekleyin. Somonu ekleyin. 10 ila 15 dakika pişirin. Tuz ve karabiberle tatmak için baharatlayın. Pirinç üzerinde servis yapın.

Enginar ve Biberli Karides

Enginar ve dolmalık biber sık sık Akdeniz ortaklarıdır. Konserve enginar kalbi, bu hassas aromalı sebzeyi mutfağınıza eklemenin uygun bir yoludur.

4 kişilik

400 gr / 14 oz hazır domates sosu

400 g / 14 oz enginar kalbi, süzülmüş ve dörde bölünmüş

175 ml / 6 fl oz tavuk veya sebze suyu

2 soğan, ince dilimlenmiş

½ küçük kırmızı dolmalık biber, dilimlenmiş

½ küçük yeşil dolmalık biber, dilimlenmiş

1 diş ezilmiş sarımsak

350 g / 12 oz pişmiş ve soyulmuş orta boy karides, dondurulmuşsa çözülmüş

1-2 yemek kaşığı kuru şeri (isteğe bağlı)

tatmak için tuz ve taze çekilmiş karabiber

225 g / 8 oz penne, pişmiş, sıcak

Karides, şeri, tuz, karabiber ve penne dışındaki tüm malzemeleri yavaş ocakta birleştirin. Son 10 dakikada karidesleri ekleyerek 5-6 saat kısık ateşte pişirin. Şeri, tuz ve karabiberle tatlandırın. Penne üzerinde servis yapın.

Karides ve Bamya Güveç

Bu, polenta yapmak istemiyorsanız, haşlanmış pirinçle servis etmek istemiyorsanız harikadır.

4 kişilik

400 gr / 14 oz hazır domates sosu
225 g / 8 oz bamya, kesilmiş ve parçalar halinde kesilmiş
175 ml / 6 fl oz tavuk veya sebze suyu
2 soğan, ince dilimlenmiş
1 diş ezilmiş sarımsak
350 g / 12 oz pişmiş ve soyulmuş orta boy karides,
dondurulmuşsa çözülmüş
tatmak için tuz ve taze çekilmiş karabiber
polenta
süslemek için doğranmış taze maydanoz

Yavaş pişiricide karides, tuz, karabiber ve polenta hariç tüm malzemeleri birleştirin. Son 10 dakikada karidesleri ekleyerek 5-6 saat kısık ateşte pişirin. Tuz ve karabiberle tatmak için baharatlayın. Polenta üzerinde servis yapın ve her porsiyona maydanoz serpin.

Jambonlu Creole Karidesleri

Çıtır jambon şeritleri ve kuru şeri, Tabasco sallayarak, bu karides yemeğine tamamlayıcı lezzetler katıyor.

6 için

100 g / 4 oz yağsız jambon, ince şeritler halinde kesilmiş

1-2 yemek kaşığı zeytinyağı

2 kutu 400 g / 14 oz doğranmış domates

120 ml / 4 fl oz su

2-3 yemek kaşığı domates püresi

1 soğan ince doğranmış

1 çubuk kereviz ince doğranmış

½ kırmızı veya yeşil dolmalık biber, ince doğranmış

3 diş sarımsak, kıyılmış

700 g / 1 ½ lb büyük çiğ karides, soyulmuş ve damarı
alınmış, dondurulmuşsa çözülmüş

2 ila 4 yemek kaşığı kuru şeri (isteğe bağlı)

¼ – ½ çay kaşığı Tabasco sosu

tatmak için tuz ve taze çekilmiş karabiber

100 gr / 4 oz pirinç, pişmiş, sıcak

Küçük bir tavada yağda jambonu orta-yüksek ateşte altın rengi ve gevrek olana kadar 3 ila 4 dakika pişirin. Kaldır ve rezerve et. Yavaş ocakta domatesleri, suyu, sebzeleri ve sarımsağı birleştirin. Son 10 dakikada ayrılmış jambon, karides, şeri ve Tabasco sosunu ekleyerek 6 ila 7 saat boyunca düşük ateşte pişirin ve pişirin. Tuz ve karabiberle tatmak için baharatlayın. Pirinç üzerinde servis yapın.

Cajun Karidesleri, Tatlı Mısır ve Fasulye

Kırmızı fasulye, tatlı mısır ve süt, bunu acı biberle tatlandırılmış doyurucu bir yemek yapar. Kaşık Ekmek Üzerine Servis Edin.

4 kişilik

400 g / 14 oz konserve barbunya, süzülmüş ve durulanmış

400 gr / 14 ons kremalı tatlı mısır konservesi

250 ml / 8 gr balık veya tavuk suyu

1 soğan ince doğranmış

1 jalapeno veya diğer orta acı biber, ince doğranmış

2 diş sarımsak, kıyılmış

1 çay kaşığı kuru kekik

½ çay kaşığı kuru kekik

175 g / 6 oz brokoli, küçük çiçeklerde

250 ml / 8 fl oz tam yağlı süt

2 yemek kaşığı mısır unu

350–450 g / 12 oz – 1 pound çiğ büyük karides, soyulmuş ve damarı alınmış, dondurulmuşsa çözülmüş

tatmak için tuz ve tabasco sosu

Yavaş ocakta fasulye, tatlı mısır, et suyu, soğan, biber, sarımsak ve otları birleştirin. Son 20 dakikada brokoliyi ekleyerek 6 ila 7 saat boyunca düşük ateşte pişirin ve pişirin. Süt ve mısır ununu ekleyip 2-3 dakika karıştırarak pişirin. Karidesleri ekleyin. 5 ila 10 dakika pişirin. Tuz ve Tabasco sos ile tatlandırın.

Karides ve Sosis Bamyası

Bamya bamyayı koyulaştırır ve ona belirgin bir Creole aroması verir.

4 kişilik

2 kutu 400 gr / 14 oz domates

100 gr / 4 oz füme sosis, kalın dilimlenmiş

1 büyük kırmızı dolmalık biber, ince doğranmış

1 diş ezilmiş sarımsak

bir tutam ezilmiş pul biber

225 g / 8 oz bamya, kesilmiş ve dilimlenmiş

350 g / 12 oz pişmiş ve soyulmuş orta boy karides, dondurulmuşsa çözülmüş

tatmak için tuz

75 gr / 3 oz pirinç, pişmiş, sıcak

Yavaş pişiricide bamya, karides, tuz ve pirinç hariç tüm malzemeleri birleştirin. Son 30 dakika bamya ve son 10 dakika karides ekleyerek 6-7 saat kısık ateşte pişirin ve pişirin. Tuz ile tatmak için mevsim. Pirinç üzerinde servis yapın.

Taze Domates ve Bitki Soslu Makarna

Yerel veya evde yetiştirilen domatesler olgunluklarının zirvesindeyken bu yemeğin tadını çıkarın.

6 için

1 kg / 2¼ lb domates, doğranmış

1 soğan ince doğranmış

120 ml / 4 fl oz kuru kırmızı şarap veya su

2 yemek kaşığı domates püresi

6 büyük sarımsak karanfil, kıyılmış

1 kaşık şeker

2 defne yaprağı

2 çay kaşığı kuru fesleğen

1 çay kaşığı kuru kekik

bir tutam ezilmiş pul biber

tatmak için tuz

350 g / 12 oz düz veya şekilli makarna, pişmiş, sıcak

Yavaş pişiricide tuz ve makarna hariç tüm malzemeleri birleştirin. Örtün ve kısık ateşte 6-7 saat pişirin. Daha yoğun bir kıvam isterseniz, son 30 dakika yüksek ateşte pişirin. Tuzla tatlandırın ve sosu makarnanın üzerine servis edin.

Risotto de verduras de invierno

Arborio pirinci, İtalya'nın Arborio bölgesinde yetiştirilen kısa taneli bir pirinçtir. Harika bir kremamsı olduğu için özellikle risotto yapmak için uygundur.

4 kişilik

750 ml / 1¼ pint sebze suyu

1 küçük soğan doğranmış

3 diş sarımsak, kıyılmış

75 gr / 3 oz kahverengi veya düğme mantar, dilimlenmiş

1 çay kaşığı kurutulmuş biberiye

1 çay kaşığı kuru kekik

350g / 12oz arborio pirinci

100g / 4oz küçük Brüksel lahanası, ikiye bölünmüş

175 g / 6 oz tatlı patates, soyulmuş ve doğranmış

25 gr / 1 oz taze rendelenmiş Parmesan peyniri

tatmak için tuz ve taze çekilmiş karabiber

Et suyunu küçük bir tencerede kaynatın. Yavaş pişiriciye dökün. Parmesan peyniri, tuz ve karabiber hariç kalan malzemeleri ekleyin. Kapağını kapatın ve pirinç al dente olana ve sıvı neredeyse emilene kadar yaklaşık 1¼ saat pişirin (pirincin fazla pişmemesi için dikkatlice izleyin). Peyniri ekleyin. Tuz ve karabiberle tatmak için baharatlayın.

Porçini risotto

Kurutulmuş porcini mantarları, mağaza dolabında kullanışlı bir elyaftır. Yıllarca dayanırlar, çok az yer kaplarlar ve ıslandıklarında tam lezzet gücünü hızla geri kazanırlar.

4 kişilik

10 gr / ¼ oz kurutulmuş porcini veya diğer kurutulmuş mantarlar

250 ml / 8 fl oz kaynar su

500 ml / 17 fl oz sebze suyu

1 küçük soğan doğranmış

3 diş sarımsak, kıyılmış

350g / 12oz arborio pirinci

½ çay kaşığı kuru adaçayı

½ çay kaşığı kuru kekik

100 g / 4 oz dondurulmuş pois petits, çözülmüş

1 küçük domates, doğranmış

50 gr / 2 oz taze rendelenmiş Parmesan peyniri

tatmak için tuz ve taze çekilmiş karabiber

Mantarları bir kaseye koyun ve kaynar suyu dökün. Yumuşayana kadar bekletin, yaklaşık 15 dakika. Boşaltın, sıvıyı saklayın. Et suyunu küçük bir tencerede kaynatın. Yavaş pişiriciye dökün ve mantarları ıslatmak için ayrılmış sudan 250 ml / 8 fl oz ekleyin. Bezelye, domates, parmesan peyniri, tuz ve karabiber hariç kalan malzemeleri ekleyin. Örtün ve pirinç al dente olana ve sıvı neredeyse emilene kadar yaklaşık 1¼ saat pişirin, son 15 dakikada bezelye ve domatesi ekleyin (pirincin fazla pişmemesi için dikkatlice izleyin). Peyniri ekleyin. Tuz ve karabiberle tatmak için baharatlayın.

Brokoli ve çam fıstıklı risotto

Çam fıstıklarını kuru bir tavada hafifçe kızarana kadar kızartın, ancak kolayca yandıklarından gözünüz üzerinde olsun.

4 kişilik

750 ml / 1¼ pint sebze suyu

1 küçük soğan doğranmış

3 diş sarımsak, kıyılmış

350g / 12oz arborio pirinci

1 çay kaşığı kurutulmuş İtalyan otu baharatı

175 g / 6 oz küçük brokoli çiçeği

40 gr / 1½ oz kuru üzüm

25 gr / 1 oz kavrulmuş çam fıstığı

50 gr / 2 oz taze rendelenmiş Parmesan peyniri

tatmak için tuz ve taze çekilmiş karabiber

Et suyunu küçük bir tencerede kaynatın. Yavaş pişiriciye dökün. Soğan, sarımsak, pirinç ve otları ekleyin. Son 20 dakikada brokoli, kuru üzüm ve çam fıstığı ekleyerek pirinç al dente ve sıvı neredeyse emilene kadar yüksek ateşte pişirin ve pişirin (pirincin fazla pişmemesi için dikkatlice izleyin)). Peyniri ekleyin. Tuz ve karabiberle tatmak için baharatlayın.

Risi Bisi

Risi Bisi'nin risotto mu yoksa kalın bir çorba mı olduğu konusunda görüşler değişir. Son tanıma katılıyorsanız, karışımı kalın çorba kıvamına getirmek için ilave 120–250 ml / 4–8 fl oz et suyu kullanın.

4 kişilik

750 ml / 1¼ pint sebze suyu

1 küçük soğan doğranmış

3 diş sarımsak, kıyılmış

350g / 12oz arborio pirinci

2 çay kaşığı kuru fesleğen

225 g / 8 oz dondurulmuş pois petits, çözülmüş

50 gr / 2 oz taze rendelenmiş Parmesan peyniri

tatmak için tuz ve taze çekilmiş karabiber

Et suyunu küçük bir tencerede kaynatın. Yavaş pişiriciye dökün. Bezelye, parmesan peyniri, tuz ve karabiber hariç kalan malzemeleri ekleyin. Örtün ve pirinç al dente olana ve sıvı neredeyse emilene kadar yaklaşık 1¼ saat pişirin ve son 15 dakikada bezelyeleri ekleyin (pirincin fazla pişmemesi için dikkatlice izleyin). Peyniri ekleyin. Tuz ve karabiberle tatmak için baharatlayın.

Risotto de verduras de verano

Bir bahçeniz varsa, bu tarif harika yaz ürünlerinizden en iyi şekilde yararlanmanızı sağlayacaktır.

4 kişilik

750 ml / 1¼ pint sebze suyu

4 taze soğan, dilimlenmiş

3 diş sarımsak, kıyılmış

200g / 7oz erik domates, doğranmış

1 çay kaşığı kurutulmuş biberiye

1 çay kaşığı kuru kekik

350g / 12oz arborio pirinci

250 gr / 9 oz kabak, küp doğranmış

250 gr / 9 oz kabak veya sarı kabak, küp doğranmış

25 gr / 1 oz taze rendelenmiş Parmesan peyniri

tatmak için tuz ve taze çekilmiş karabiber

Et suyunu küçük bir tencerede kaynatın. Yavaş pişiriciye dökün. Parmesan peyniri, tuz ve karabiber hariç kalan malzemeleri ekleyin. Kapağını kapatın ve pirinç al dente olana ve sıvı neredeyse emilene kadar yaklaşık 1¼ saat pişirin (pirincin fazla pişmemesi için dikkatlice izleyin). Peyniri ekleyin. Tuz ve karabiberle tatmak için baharatlayın.

Mantarlı ve Fesleğenli Yumurtalı Turta

Kabuksuz bir kiş gibi olan bu lezzetli pastayı hafif bir öğle yemeği veya brunch için yapın.

4 kişilik

5 yumurta

25 g / 1 oz çok amaçlı un

1/3 çay kaşığı kabartma tozu

¼ çay kaşığı tuz

¼ çay kaşığı biber

225 gr / 8 oz rendelenmiş Monterey Jack peyniri veya hafif

kaşar peyniri

225g / 8oz süzme peynir

75 gr / 3 oz mantar, dilimlenmiş

¾ çay kaşığı kuru fesleğen

yağ, yağlamak

Yumurtaları geniş bir kapta köpürene kadar çırpın. Birleşik un, kabartma tozu, tuz ve karabiberi karıştırın. Kalan malzemeleri karıştırın ve yağlanmış yavaş pişiriciye dökün. Örtün ve ayarlanana kadar kısık ateşte pişirin, yaklaşık 4 saat. Yavaş pişiriciden servis yapın veya tencereyi çıkarın, 5 dakika rafta bekletin ve servis tabağına ters çevirin.

Not: Bu yemek aynı zamanda 1 litre / 1¾ pint sufle tavası veya tabağında da pişirilebilir. 5,5 litre / 9½ pint yavaş ocakta rafa yerleştirin ve tam ayarlanana kadar yaklaşık 4½ saat pişirin.

Izgarada pişmiş sebzeler

Izgara dondurulmuş sebzeler, ızgara kırmızı ve sarı dolmalık biber, kabak ve patlıcan karışımı, Catherine Atkinson'ın bu tarif için verdiği ipucu.

4 kişilik

yağlamak için yumuşatılmış tereyağı veya ayçiçek yağı

175g / 6oz Dondurulmuş Kızartılmış Sebzeler, çözülmüş

1 yumurta

1.5 ml Dijon hardalı

150 ml / ¼ pint süt

2 yemek kaşığı öğütülmüş badem

15 ml taze beyaz ekmek kırıntıları

50 gr / 2 oz rendelenmiş Gruyère peyniri

tuz ve taze çekilmiş karabiber

25g / 1oz kuşbaşı badem

servis yapmak için tava ciabatta veya focaccia

Seramik tencerenin tabanına ters bir tabak veya metal pasta kesici yerleştirin. Yaklaşık 5 cm / 2 inç çok sıcak (kaynar olmayan) su dökün, ardından yavaş pişiriciyi alçaltın. 13 ila 15 cm'lik ısıya dayanıklı yuvarlak bir kalıbı tereyağı veya sıvı yağ ile yağlayın. Sebzeleri tabağa koyun. Yumurta ve hardalı birlikte çırpın, ardından süt, öğütülmüş badem, ekmek kırıntıları ve peyniri ekleyin. Tuz ve karabiberle tatlandırın, ardından sebzelerin üzerine dikkatlice dökün. Karışımı yaklaşık bir dakika bekletin, ardından üzerine kuşbaşı badem serpin. Plakayı streç film veya hafif yağlanmış alüminyum folyo ile kaplayın ve tenceredeki tabağın veya pasta kalıbının üzerine yerleştirin. Tabağın yarısına gelecek kadar kaynar su dökün.

Kapağını kapatıp 2-4 saat veya sebzeler yumuşayana ve karışım hafif pıhtılaşana kadar pişirin (ortasına ince bir bıçak veya şiş sokarak kontrol edin; sıcak olmalı ve çok az sıvı kalmalı). Ciabatta veya focaccia ekmeği ile sıcak servis yapın.

katmanlı lazanya

Hazır sos ve önceden pişirilmesi gerekmeyen fırına hazır lazanya tabakaları ile lazanya yapmak çok kolay. Bu lazanya dokuda hassas ve lezzet bakımından zengindir.

6 için

700 gr / 1½ lb hazır domates fesleğenli makarna sosu

Önceden pişirmeden 8 yaprak lazanya

550 g / 1¼ lb queso ricotta

275 gr / 10 oz mozzarella peyniri, rendelenmiş

1 yumurta

1 çay kaşığı kuru fesleğen

25 gr / 1 oz taze rendelenmiş Parmesan peyniri

75 gr / 3 oz sos 23 x 13 cm / 9 x 5'lik bir somun tepsisinin dibine yayın, üstüne lazanya yaprağı ve 75 gr / 3 oz Ricotta peyniri ve 40 gr / 1½ oz Mozzarella peyniri koyun. Üstte 75g/3oz sos ile bitirerek katmanları

tekrarlayın. Parmesan peyniri serpin. Kutuyu 5.5 litre / 9½ pint yavaş pişiriciye rafa yerleştirin. Örtün ve 4 saat kısık ateşte pişirin. Kutuyu çıkarın ve bir tel raf üzerinde 10 dakika soğumaya bırakın. Lazanya ortasına çökmüş görünebilir, ancak soğudukça daha düzgün hale gelecektir.

Patlıcanlı Makarna Salatası

Balzamik sirke ve limon suyu, bu yaz makarnasına özel bir dokunuş katıyor. Sıcak veya oda sıcaklığında servis yapın.

6 için

1 patlıcan, yaklaşık 450 g / 1 lb

200g / 7oz domates, iri doğranmış

3 taze soğan, dilimlenmiş

2 yemek kaşığı balzamik veya kırmızı şarap sirkesi

1 yemek kaşığı zeytinyağı

1-2 çay kaşığı limon suyu

tuz ve taze çekilmiş karabiber

350 gr / 12 oz tam buğday spagetti, pişmiş, oda sıcaklığında

50 gr / 2 oz taze rendelenmiş Parmesan peyniri

Patlıcanı bir çatalla altı ila sekiz kez delin ve yavaş pişiriciye koyun. Örtün ve yumuşayana kadar pişirin, yaklaşık 4 saat. İşlenecek kadar soğuyuncaya kadar bekletin. Patlıcanı ortadan ikiye kesin. Hamuru çıkarın ve 2 cm/¾ parçalar halinde kesin. Patlıcan, domates, soğan, sirke, yağ ve limon suyunu karıştırın. Tuz ve karabiberle tatmak için baharatlayın. Makarna ve Parmesan peyniri ile atın.

Baharatlı Sebzeli Makarna

Bu makarna harika bir Meksika aromasına sahiptir.

6'dan 8'e kadar hizmet verir

6 kutu 400 g / 14 oz doğranmış domates
400 g / 14 oz konserve barbunya, süzülmüş ve durulanmış
175g / 6oz domates püresi
175 ml / 6 fl oz bira veya su
350 g / 12 oz Quorn veya carne picada de soja, et saborlu
2 doğranmış soğan
1 adet doğranmış yeşil dolmalık biber

2 diş sarımsak, kıyılmış

1 yemek kaşığı açık kahverengi şeker

1 yemek kaşığı kakao tozu

1-2 yemek kaşığı pul biber

1-2 çay kaşığı öğütülmüş kimyon

1-2 çay kaşığı kuru kekik

¼ çay kaşığı öğütülmüş karanfil

175 gr / 6 oz pişmiş dirsek makarna

tuz ve taze çekilmiş karabiber

Makarna, tuz ve karabiber hariç tüm malzemeleri 5,5 litre / 9½ pint yavaş ocakta birleştirin. Son 30 dakikada makarnayı ekleyerek 6 ila 8 saat boyunca düşük ateşte pişirin ve pişirin. Tuz ve karabiberle tatmak için baharatlayın.

Peynirli kızarmış ekmek

Bu baharatlı, bira aromalı peynir karışımı, jambon veya tavuk göğsü dilimlerinde ve tost üzerinde kuşkonmazda servis edilir.

6 için

225 gr / 8 oz rendelenmiş kaşar peyniri
225 g / 8 oz yumuşak peynir, oda sıcaklığında
250 ml bira
½ çay kaşığı kuru hardal tozu
½ çay kaşığı vejetaryen Worcestershire sosu veya mantar sosu
acı biber, tatmak
6 dilim kızarmış çok tahıllı ekmek
12 dilim domates
süslemek için doğranmış kırmızı biber ve frenk soğanı

Yavaş ocakta peynirleri, birayı, hardalı ve Worcestershire sosunu birleştirin. Örtün ve peynirler eriyene kadar pişirin, yaklaşık 2 saat, pişirme sırasında iki kez karıştırın. Acı biberle tatmak için baharatlayın. Servis tabaklarına kızarmış ekmekleri dizin. Üzerine dilimlenmiş domatesleri koyun ve üzerine az pişmiş karışımı dökün. Biber ve doğranmış frenk soğanı serpin.

Makarna ve Domates Güveç

Çocuklar arasında her zaman popüler olan bu kremalı makarna yemeği lezzetli ve rahat bir yemektir.

6 için

225 gr / 8 oz küçük pişmiş makarna
450g / 1 lb doğranmış domates, süzülmüş
1 doğranmış soğan
450 ml / ¾ pint buharlaştırılmış süt
1 yemek kaşığı mısır unu
3 yumurta, hafifçe dövülmüş
50 gr / 2 oz taze rendelenmiş Parmesan peyniri
½ çay kaşığı öğütülmüş tarçın
½ çay kaşığı taze rendelenmiş hindistan cevizi
½ çay kaşığı tuz
kırmızı biber, süslemek için

Yavaş ocakta makarna, domates ve soğanı birleştirin. Biber hariç diğer malzemeleri karıştırın ve makarna karışımının üzerine dökün. Örtün ve krema sertleşene kadar pişirin, yaklaşık 3 saat. Kırmızı biber serpin.

Dört peynirli penne

Mozzarella peyniri, kaşar peyniri, mavi peynir ve Parmesan, bunu lezzetli bir peynir ve makarna kombinasyonu haline getiriyor.

8 porsiyon için

750 ml / 1¼ pint tam yağlı süt

75 g / 3 oz çok amaçlı un

50g / 2oz rendelenmiş mozzarella peyniri

50g / 2oz rendelenmiş çedar peyniri

100 gr / 4 oz mavi peynir, ufalanmış

50 gr / 2 oz taze rendelenmiş Parmesan peyniri

450 g / 1 lb penne, cocido al dente

Süt ve unu geniş bir kapta pürüzsüz olana kadar karıştırın. 15g/½oz Parmesan peyniri ve makarna hariç kalan malzemeleri ekleyin. Makarnayı ekleyin ve karışımı yavaş pişiriciye dökün. Kalan Parmesan peyniri serpin. Örtün ve kısık ateşte 3 saat pişirin.

Dört Mevsim Sebze Güveç

Bu sağlıklı sebze karışımı için herhangi bir mevsim sebzesi kullanın.

4 kişilik

375 ml / 13 gram sebze suyu

2 orta boy domates, doğranmış

225 g / 8 oz Fransız fasulyesi, ikiye bölünmüş

225 g / 8 oz küçük yeni patates, ikiye kesilmiş

2 küçük havuç, dilimlenmiş

2 şalgam, dilimlenmiş

4 taze soğan, dilimlenmiş

½ çay kaşığı kurutulmuş mercanköşk

¼ çay kaşığı kuru kekik

4 dilim vejetaryen 'pastırma', gevrek ve ufalanana kadar kızartılmış

100g / 4oz dondurulmuş bezelye, çözülmüş

6 enginar kalbi, dörde bölünmüş

8 kuşkonmaz mızrağı, kısa parçalara (5 cm / 2 inç) kesilmiş

2 yemek kaşığı mısır unu

50 ml / 2 fl oz su

tatmak için tuz ve taze çekilmiş karabiber

75 gr / 3 oz pirinç, pişmiş, sıcak

Sebze dilimleri, bezelye, enginar kalbi, kuşkonmaz, mısır nişastası, su, tuz, karabiber ve pirinç dışındaki tüm malzemeleri yavaş pişiricide birleştirin. Örtün ve 6 ila 7 saat arası kısık ateşte pişirin, son 30 dakikada rendelenmiş bezelye, enginar ve kuşkonmazı ekleyin. Birleştirilmiş mısır unu ve suyu ilave edin, 2-3 dakika

karıştırın. Tuz ve karabiberle tatmak için baharatlayın.
Pirinç üzerinde servis yapın.

tutum ile biber

*Cincinnati tarifinin bu vejetaryen versiyonunda, mercimek
biberi baharatlar ve kakao ile tatlandırılır ve spagetti
üzerinde servis edilir.*

6 için

450 ml / ¾ pint sebze suyu

400 gr / 14 oz kutu doğranmış domates

75 gr / 3 oz kuru kırmızı mercimek

1 doğranmış soğan

3 diş sarımsak, kıyılmış

1 çay kaşığı zeytinyağı

½ – 1 yemek kaşığı pul biber

1 yemek kaşığı kakao tozu

½ çay kaşığı öğütülmüş tarçın

¼ çay kaşığı öğütülmüş yenibahar

tatmak için tuz ve taze çekilmiş karabiber

350 g / 12 oz linguini, pişmiş, tibio

Malzemeler: fasulye, doğranmış soğan ve biber,

rendelenmiş kaşar peyniri

Yavaş pişiricide tuz, karabiber ve linguine hariç tüm malzemeleri birleştirin. Örtün ve kısık ateşte 6 ila 8 saat pişirin. Daha yoğun bir kıvam tercih ederseniz, son 30 dakika yüksekte, üstü açık olarak pişirin. Tuz ve karabiberle tatmak için baharatlayın. Garnitür seçenekleriyle linguine üzerinde servis yapın.

Cobbler Chili Topping ile Karışık Sebzeler

Bu bir biber tarifi, ancak onsuz da yapılabilir. Poblano biberleri oldukça hafiftir, ancak bu tarif ayrıca pul biber de içerir, bu yüzden çok sıcak sevmiyorsanız ne kadar eklediğinize dikkat edin.

6 için

2 kutu 400 g / 14 oz doğranmış domates

400 g / 14 oz kutu börülce, süzülmüş ve durulanmış

400 g / 14 oz konserve barbunya, süzülmüş ve durulanmış

4 doğranmış soğan

250g / 9oz kabak veya bal kabağı, soyulmuş ve doğranmış

1-3 poblano veya hafif chiles, iri kıyılmış

1 kırmızı dolmalık biber, iri doğranmış

1 sarı dolmalık biber, iri doğranmış

3 diş sarımsak, kıyılmış

1-3 yemek kaşığı biber tozu veya tadı

1½ – 2 çay kaşığı öğütülmüş kimyon

¾ çay kaşığı kuru kekik

¾ çay kaşığı kurutulmuş mercanköşk

100g/4oz bamya, kesilmiş ve yarıya bölünmüş

tatmak için tuz ve taze çekilmiş karabiber

3 büyük çörek, ikiye bölünmüş

toz biber

50g / 2oz rendelenmiş çedar peyniri

Bamya, tuz, biber, çörekler, biber tozu ve peynir dışındaki tüm malzemeleri 5,5 litre / 9½ pint yavaş ocakta birleştirin. Son 30 dakikada bamya ekleyerek 6 ila 8 saat boyunca düşük ateşte pişirin ve pişirin. Tuz ve karabiberle tatmak için baharatlayın. Çörekler, kesilmiş tarafları alta gelecek şekilde karışımın üzerine yerleştirin. Biber tozu ve peynir serpin. Örtün ve peynir eriyene kadar pişirin, yaklaşık 5 dakika.

meyve bahçesi güveci

Bu renkli güveç, sağlıklı darı veya kuskus üzerinde servis edilir.

4 kişilik

450 ml / ¾ pint sebze suyu

225 gr / 8 oz mantar, dilimlenmiş

225 g / 8 oz karnabahar, çiçekli

225 g / 8 oz patates, küp doğranmış

2 soğan, dilimler halinde kesilmiş

2 domates, dilimler halinde kesilmiş

2 diş sarımsak, kıyılmış

1 çay kaşığı kuru kekik

1 defne yaprağı

2 küçük kabak, dilimlenmiş

tatmak için tuz ve taze çekilmiş karabiber

175 g / 6 oz darı veya kuskus, pişmiş, sıcak

Yavaş ocakta kabak, tuz, karabiber ve darı veya kuskus hariç tüm malzemeleri birleştirin. Son 30 dakikada kabakları ekleyerek 6 ila 8 saat boyunca düşük ateşte pişirin ve pişirin. Defne yaprağını atın, tuz ve karabiberle tatlandırın ve sığ kaselerde darı veya kuskus üzerinde servis yapın.

Mercimek ile buğday meyveleri

Buğday meyveleri ve mercimek, doyurucu ve sağlıklı bir yemek yapmak için patates ve sebzelerle birleştirilir.

8 porsiyon için

750 ml / 1¼ pint sebze suyu

100 gr / 4 oz buğday meyveleri

75 gr / 3 oz kuru kahverengi veya yeşil mercimek

700 gr / 1½ lb unlu patates, soyulmamış ve küp küp doğranmış

2 doğranmış soğan

1 dilimlenmiş havuç

1 kereviz çubuğu, dilimlenmiş

4 diş sarımsak, kıyılmış

1 çay kaşığı kuru karışık otlar

tatmak için tuz ve taze çekilmiş karabiber

Yavaş ocakta tuz ve karabiber hariç tüm malzemeleri birleştirin. Örtün ve kısık ateşte 6 ila 8 saat pişirin. Tuz ve karabiberle tatmak için baharatlayın.

patates ile tatlı ve ekşi kabak

Elma şarabı ve bal, ayrıca elma ve tatlı patates, bu ev yapımı sebze güvecine canlandırıcı tatlı-tart lezzetini verir.

6 için

400 gr / 14 oz kutu doğranmış domates

250 ml elma şarabı

500 gr balkabağı, soyulmuş ve küp doğranmış

500 gr / 18 oz unlu patates

350 g / 12 oz tatlı patates, soyulmuş ve doğranmış

Yemek için soyulmamış ve dilimlenmiş 2 ekşi yeşil elma

175g / 6oz tatlı mısır

150 gr / 5 oz doğranmış arpacık

½ kırmızı biber doğranmış

2 diş sarımsak, kıyılmış

1½ yemek kaşığı bal

1½ yemek kaşığı elma sirkesi

1 defne yaprağı

¼ çay kaşığı taze rendelenmiş hindistan cevizi

2 yemek kaşığı mısır unu

50 ml / 2 fl oz su

tatmak için tuz ve taze çekilmiş karabiber

100 gr / 4 oz basmati veya yasemin pirinci, pişmiş, sıcak

Mısır unu, su, tuz, karabiber ve pirinç hariç tüm malzemeleri 5.5 litre / 9½ pint yavaş ocakta birleştirin. Örtün ve kısık ateşte 6 ila 8 saat pişirin. Isıyı Yüksek seviyeye getirin ve 10 dakika pişirin. Birleştirilmiş mısır unu ve suyu ilave edin, 2-3 dakika karıştırın. Defne yaprağını atın. Tuz ve karabiberle tatmak için baharatlayın. Pirinç üzerinde servis yapın.

Cannellini ile Hongos Silvestres

Üç lezzetli taze mantar çeşidi, bunu harika bir zengin yemek haline getirir. Sıcak suda yumuşatılmış kurutulmuş mantarlar, daha fazla zenginlik için bazı taze mantarların yerine kullanılabilir.

6 için

3 kutu 400 g / 14 oz cannellini fasulyesi, süzülmüş ve durulanmış

250 ml / 8 fl oz sebze suyu

120 ml / 4 fl oz beyaz sek şarap veya sıcak de verduras

225g / 8oz portabella mantarı, doğranmış

175 gr / 6 oz shiitake mantarı, dilimlenmiş

225 g / 8 oz kahverengi veya düğme mantar, dilimlenmiş

100g / 4oz pırasa (sadece beyaz kısımları), dilimlenmiş

1 kırmızı dolmalık biber doğranmış

1 doğranmış soğan

3 büyük sarımsak karanfil, kıyılmış

½ çay kaşığı kuru biberiye

½ çay kaşığı kekik

¼ çay kaşığı kıyılmış pul biber

300 g / 11 oz pazı veya ıspanak, dilimlenmiş

tatmak için tuz ve taze çekilmiş karabiber

polenta

Pazı, tuz, karabiber ve polenta hariç tüm malzemeleri 5,5 litre / 9½ pint yavaş ocakta birleştirin. Son 15 dakikada pazı ekleyerek 6 ila 7 saat boyunca düşük ateşte pişirin ve pişirin. Tuz ve karabiberle tatmak için baharatlayın. Polenta üzerinde servis yapın.

Bulgurlu Sebze Güveç

Besleyici bulgur, bu hafif baharatlı mantar, yumru kök ve biber karışımını kalınlaştırmaya yardımcı olur. Sıcak Parmesan ekmeği ile servis yapın.

4 kişilik

400 gr / 14 oz kutu doğranmış domates

250 ml / 8 fl oz baharatlı domates suyu

2 büyük havuç, kalın dilimlenmiş

225 g / 8 oz kahverengi kapaklı mantar, ikiye kesilmiş

175 gr / 6 oz unlu patates, soyulmamış ve doğranmış

2 doğranmış soğan

1 kırmızı dolmalık biber, kalın dilimlenmiş

1 yeşil dolmalık biber, kalın dilimlenmiş

2-3 diş sarımsak, kıyılmış

50g / 2oz bulgar

1 çay kaşığı kuru kekik

1 çay kaşığı kuru kekik

2 adet küp doğranmış kabak

1 calabaza empanada veya sarı calabacin, küp şeklinde

tatmak için tuz ve taze çekilmiş karabiber

Kabak, kabak, tuz ve biber dışındaki tüm malzemeleri yavaş ocakta birleştirin. Son 30 dakika içinde kabakları ve kabakları ekleyerek 4-5 saat yüksek ateşte örtün ve pişirin. Tuz ve karabiberle tatmak için baharatlayın.

Sebzeli Sarımsaklı Mercimek

Bu mercimek güveci acı biber, zencefil ve bol sarımsak ile tatlandırılmıştır. Çok baharatlı ama baharatını damak zevkinize göre ayarlayabilirsiniz. Ancak, güveç pişirirken lezzetlerin birbirine karışacağını unutmayın.

8 porsiyon için

450 ml / ¾ pint sebze suyu

8 küçük patates, küp doğranmış

6 soğan, dilimlenmiş

600 g / 1 lb 6 oz domates, doğranmış

225 g / 8 oz havuç, doğranmış

225 gr / 8 oz Fransız fasulyesi

75 gr / 3 oz kuru kahverengi veya yeşil mercimek

1 ila 4 küçük jalapeños veya diğer hafif acı biber, ezilmiş

bir macun veya 1 ila 2 çay kaşığı kırmızı biber

2,5 cm / 1 adet taze kök zencefil, ince rendelenmiş

1 tarçın dalı

10 diş sarımsak

6 bütün karanfil

6 kakule kabuğu, ezilmiş

1 çay kaşığı öğütülmüş zerdeçal

½ çay kaşığı ezilmiş kuru nane

225g / 8oz dondurulmuş bezelye, çözülmüş

tatmak için tuz

100g / 4oz ıslatılmış kuskus, sıcak

süslemek için doğal yoğurt

Bezelye, tuz ve kuskus hariç tüm malzemeleri 5.5 litre / 9½ pint yavaş ocakta birleştirin. Son 15 dakikada bezelye ekleyerek 6 ila 8 saat boyunca düşük ateşte pişirin ve pişirin. Tuz ile tatmak için mevsim. Kuskusun üzerinde servis yapın ve kaşık dolusu yoğurtla süsleyin.

Baharatlı Kuskuslu Mercimek

Dünyevi kahverengi mercimek, yavaş ocakta mükemmel şekilde pişirilir.

6 için

400 gr / 14 oz kutu doğranmış domates

750 ml / 1¼ pint sebze suyu

350 gr / 12 oz kuru kahverengi mercimek

2 doğranmış soğan

1 adet doğranmış kırmızı veya yeşil dolmalık biber

1 büyük rama de apio, pikada

1 büyük havuç, doğranmış

1 diş ezilmiş sarımsak

1 çay kaşığı kuru kekik

½ çay kaşığı öğütülmüş zerdeçal

tatmak için tuz ve taze çekilmiş karabiber

Baharatlı Kuskus (aşağıya bakınız)

Tuz, karabiber ve kuskus hariç tüm malzemeleri 5.5 litre / 9½ pint yavaş ocakta birleştirin. Örtün ve kısık ateşte 6 ila 8 saat pişirin. Tuz ve karabiberle tatmak için baharatlayın. Baharatlı kuskus üzerinde servis yapın.

baharatlı kuskus

Kuskus ayrıca bir büfe masasına veya pikniğe harika bir ektir.

6 için

2 taze soğan, dilimlenmiş

1 diş ezilmiş sarımsak

¼ çay kaşığı kıyılmış pul biber

½ çay kaşığı öğütülmüş zerdeçal

1 çay kaşığı zeytinyağı

300 ml / ½ pint sebze suyu

175 gr / 6 oz kuskus

Soğanlar yumuşayana kadar yaklaşık 3 dakika orta tavada yağda yeşil soğan, sarımsak, biber gevreği ve zerdeçal soteleyin. Et suyunu ekleyin. Kaynayana kadar ısıtın. Kuskusu ekleyin. Ateşten alın ve 5 dakika veya et suyu emilene kadar örtün.

Siyah Fasulye ve Sebze Güveç

Saflaştırılmış yeşil fasulye, bu yemek için mükemmel kalınlaşma sağlar.

6 için

375 ml / 13 gram sebze suyu

400 gr siyah fasulye konservesi, durulanmış ve süzülmüş

400 gr / 14 oz konserve yeşil fasulye, püre

400 gr / 14 oz domates, doğranmış

130 gr / 4½ oz mantar, dilimlenmiş

1 dilimlenmiş kabak

1 dilimlenmiş havuç

1 doğranmış soğan

3 diş sarımsak, kıyılmış

2 defne yaprağı

¾ çay kaşığı kuru kekik

¾ çay kaşığı kuru kekik

100g / 4oz dondurulmuş bezelye, çözülmüş

tatmak için tuz ve taze çekilmiş karabiber

275 g / 10 oz erişte, pişmiş, sıcak

Yavaş ocakta bezelye, tuz, karabiber ve erişte hariç tüm malzemeleri birleştirin. Örtün ve son 15 dakikada bezelyeleri ekleyerek 4-5 saat yüksek ateşte pişirin.

Defne yapraklarını atın. Tuz ve karabiberle tatmak için baharatlayın. Makarnaların üzerinde servis yapın.

Fasulye ve Kabak Güveç

Bu balkabagi kırmızı barbunya yemeği, lezzetli iyiliğe yavaş pişirilir. Ayran ekmeği ile servis yapın.

6 için

2 kutu 400 g / 14 oz doğranmış domates

400 g / 14 oz konserve barbunya, süzülmüş ve durulanmış

400 g / 14 oz konserve fasulye tereyağı, süzülmüş ve durulanmış

350 gr / 12 oz kabak veya bal kabağı, soyulmuş ve doğranmış

3 doğranmış soğan

1½ yeşil dolmalık biber, doğranmış

2 diş sarımsak, tercihen kavrulmuş, kıyılmış

½ – ¾ çay kaşığı kurutulmuş İtalyan otu baharatı

tatmak için tuz ve taze çekilmiş karabiber

Yavaş ocakta tuz ve karabiber hariç tüm malzemeleri birleştirin. Örtün ve 4 ila 5 saat boyunca yüksek pişirin. Tuz ve karabiberle tatmak için baharatlayın.

Ispanaklı Doyurucu Fasulye ve Arpa

Sıcak, çıtır çıtır ekmek, bu doyurucu nohut ve fasulye yemeğine mükemmel bir eşlik olacaktır.

6 için

2.25 litre / 4 litre sebze suyu

75g / 3oz kuru nohut, süzülmüş ve durulanmış

75 g / 3 oz barbunya fasulyesi, süzülmüş ve durulanmış

1 havuç, ince dilimlenmiş

50 gr / 2 oz inci arpa

175 g / 6 oz patates, küp doğranmış

1 adet küp doğranmış kabak

1 dilimlenmiş soğan

2 diş sarımsak, kıyılmış

25 gr / 1 oz pişmiş makarna, pişmiş

150g / 5oz ıspanak, dilimlenmiş

2-4 yemek kaşığı limon suyu

tatmak için tuz ve taze çekilmiş karabiber

Makarna, ıspanak, limon suyu, tuz ve karabiber hariç tüm malzemeleri 5,5 litre / 9½ pint yavaş ocakta birleştirin. Son 20 dakikada makarna ve ıspanak ekleyerek, 6 ila 8 saat arasında fasulyeler yumuşayana kadar pişirin ve pişirin. Limon suyu, tuz ve karabiber ile tatlandırın.

Tatlı Fasulye Güveç

Elma şarabı, tatlı patates ve kuru üzüm, bu barbunya yemeğine biber ve baharatlarla iyi uyum sağlayan bir tatlılık verir. Ekmek kaşığı ile servis yapın.

8 porsiyon için

3 400 g / 14 oz kutu barbunya, süzülmüş ve durulanmış
2 kutu 400 g / 14 oz biberli domates, doğranmış, suyu ile
175 ml elma şarabı
2 adet doğranmış kırmızı veya yeşil dolmalık biber
3 doğranmış soğan
250g / 9oz tatlı patates, soyulmuş ve doğranmış
175g / 6oz kabak
2 diş sarımsak, kıyılmış
2 çay kaşığı pul biber
1 çay kaşığı kimyon tohumu, hafifçe ezilmiş

½ çay kaşığı öğütülmüş tarçın

75g / 3oz kuru üzüm

tatmak için tuz ve taze çekilmiş karabiber

Kuru üzüm, tuz ve karabiber hariç tüm malzemeleri 5,5 litre / 9½ pint yavaş ocakta birleştirin. Son 30 dakikada kuru üzümleri ekleyerek 6 ila 8 saat boyunca altını kapatın ve pişirin. Tuz ve karabiberle tatmak için baharatlayın.

Siyah Fasulye ve Ispanaklı Güveç

Daha az ısı isteniyorsa, bu zengin baharatlı yemekteki biber ve taze kök zencefil miktarı azaltılabilir.

8 porsiyon için

3 400 g / 14 oz kutu siyah fasulye, süzülmüş ve durulanmış

400 gr / 14 oz kutu doğranmış domates

2 doğranmış soğan

1 kırmızı biber küp şeklinde doğranmış

1 adet küp doğranmış kabak

1-2 jalapeno veya diğer orta boy acı biber, ince doğranmış

2 diş sarımsak, kıyılmış

2,5 cm / 1 adet taze kök zencefil, ince rendelenmiş

1-3 çay kaşığı pul biber

1 çay kaşığı öğütülmüş kimyon

½ çay kaşığı acı biber

225 gr / 8 oz ıspanak, dilimlenmiş

tatmak için tuz

100 gr / 4 oz pirinç, pişmiş, sıcak

Yavaş pişiricide ıspanak, tuz ve pirinç hariç tüm malzemeleri birleştirin. Son 15 dakikada ıspanağı ekleyerek 6 ila 7 saat boyunca düşük ateşte pişirin ve pişirin. Tuz ile tatmak için mevsim. Pirinç üzerinde servis yapın.

Tatlı, sıcak ve baharatlı sebzeler ve fasulye

Tatlı baharatlar ve ateşli biberler bu doldurma güvecinde
çok iyi birleşiyor.

6 için

2 kutu 400 g / 14 oz doğranmış domates

400 gr siyah fasulye konservesi, süzülmüş ve durulanmış

400 g / 14 oz barbunya fasulyesi, süzülmüş ve durulanmış

375 ml / 13 gram sebze suyu

6 dilimlenmiş havuç

6 mumlu patates, soyulmamış ve küp şeklinde

3 doğranmış soğan

1-3 çay kaşığı serrano veya diğer acı biber, ince doğranmış

2 diş sarımsak, kıyılmış

1½ çay kaşığı kuru kekik

¾ çay kaşığı öğütülmüş tarçın

½ çay kaşığı öğütülmüş karanfil

1 defne yaprağı

1 yemek kaşığı kırmızı şarap sirkesi

tatmak için tuz ve taze çekilmiş karabiber

Tuz ve karabiber hariç tüm malzemeleri 5.5 litre / 9½ pint yavaş ocakta birleştirin. Örtün ve kısık ateşte 6 ila 8 saat pişirin. Defne yaprağını atın. Tuz ve karabiberle tatmak için baharatlayın.

Köklü Kış Fasulyesi

Siyah fasulye ve tereyağlı fasulye, sağlıklı sarımsaklı ekmekle servis edilecek doyurucu bir yemek yapmak için burada kök sebzelerle pişirilir.

6 için

400 gr siyah fasulye konservesi, süzülmüş ve durulanmış

400 g / 14 oz konserve fasulye tereyağı, süzülmüş ve durulanmış

375 ml / 13 gram sebze suyu

2 doğranmış soğan

175 g / 6 oz unlu patates, soyulmuş ve küp doğranmış

175 g / 6 oz tatlı patates, soyulmuş ve doğranmış

1 büyük domates, dilimler halinde kesilmiş

1 dilimlenmiş havuç

65 g / 2½ oz yaban havucu, dilimlenmiş

½ yeşil dolmalık biber doğranmış

2 diş sarımsak, kıyılmış

¾ çay kaşığı kuru adaçayı

2 yemek kaşığı mısır unu

50 ml / 2 fl oz su

tatmak için tuz ve taze çekilmiş karabiber

Mısır unu, su, tuz ve karabiber dışındaki tüm malzemeleri yavaş ocakta birleştirin. Örtün ve kısık ateşte 6-7 saat pişirin. Birleştirilmiş mısır unu ve suyu ilave edin, 2-3 dakika karıştırın. Tuz ve karabiberle tatmak için baharatlayın.

Sebzeli Baharatlı Tofu

Kimyon ve kekik, bu tofu, patates, havuç ve ıspanak karışımına tat verir. Tempeh de bu kombinasyonda iyi çalışır ve tofu gibi sağlıklı bir protein seçeneğidir.

4 kişilik

1 litre / 1¾ pint Zengin mantar suyu veya sebze suyu

275 g / 10 oz sert, doğranmış tofu (1 cm / 1⁄2 inç)

350g/12oz mumlu patates, soyulmuş ve dilimlenmiş

2 büyük havuç, dilimlenmiş

1 dilimlenmiş soğan

1 kereviz çubuğu, dilimlenmiş

3 diş sarımsak, kıyılmış

1 defne yaprağı

1 çay kaşığı öğütülmüş kimyon

½ çay kaşığı kuru kekik

275 g / 10 oz dondurulmuş doğranmış ıspanak, çözülmüş

15 gr / ½ oz taze maydanoz, ince doğranmış

tatmak için tuz ve taze çekilmiş karabiber

Ispanak, maydanoz, tuz ve karabiber hariç tüm malzemeleri yavaş ocakta birleştirin. Son 20 dakikada ıspanağı ekleyerek 6 ila 7 saat boyunca düşük ateşte pişirin ve pişirin. Defne yaprağını atın. Tuz ve karabiberle tatmak için baharatlayın.

Patlıcan, biber ve bamya güveç

Bu baharatlı sebze seçimini kavrulmuş biberli mısır ekmeği ile deneyin.

4 kişilik

400 gr / 14 oz kutu doğranmış domates

250 ml / 8 fl oz sebze suyu

1 büyük havuç, kalın dilimlenmiş

1 kabak, kalın dilimlenmiş

1 küçük patlıcan, soyulmuş ve küp şeklinde (2,5 cm / 1 inç)

¾ yeşil dolmalık biber, iri doğranmış

¾ kırmızı dolmalık biber, iri doğranmış

2 taze soğan, dilimlenmiş

4 diş sarımsak, kıyılmış

225 gr / 8 oz taze soğan veya arpacık

100g / 4oz bamya, kesilmiş ve dilimlenmiş

2-3 çay kaşığı tam tahıllı hardal

Tatmak için Tabasco sosu, tuz ve taze çekilmiş karabiber

Yavaş ocakta yeşil soğan veya arpacık, bamya, hardal, Tabasco sosu, tuz ve biber dışındaki tüm malzemeleri birleştirin. Son bir saat için yeşil soğan veya arpacık ve son 30 dakika bamya ekleyerek 6 ila 8 saat boyunca altını kapatın ve pişirin. Hardal, Tabasco sosu, tuz ve karabiber ile tatlandırın.

Queso ile Tortellini de Verduras Italianas

Taze tortellini, domates sosunda dolmalık biber, mantar ve fesleğen ile harika bir şekilde pişirilir ve tadına bakılır.

4 kişilik

400 gr / 14 oz konserve domates

400 ml / 14 fl oz sebze suyu

75 gr / 3 oz mantar, dilimlenmiş

1 adet doğranmış yeşil dolmalık biber

1 soğan ince doğranmış

¼ çay kaşığı yenibahar

1 çay kaşığı kuru fesleğen

4 küçük kabak, küp doğranmış

tatmak için tuz ve taze çekilmiş karabiber

250 gr / 9 oz taze peynirli tortellini, pişmiş, sıcak

Kabak, tuz, karabiber ve tortellini dışındaki tüm malzemeleri yavaş ocakta birleştirin. Son 30 dakikada kabakları ekleyerek 4-5 saat yüksek ateşte pişirin. Tuz ve karabiberle tatmak için baharatlayın. Sığ kaselerde tortellini üzerinde servis yapın.

Kolombiyalı için nohut

Tatlı mısır, bezelye ve kök sebzeler, taze kişniş ile
vurgulanan bir tat karışımına eklenir.

8 porsiyon için

2 kutu 400 g / 14 oz doğranmış domates

400 g / 14 oz konserve nohut, süzülmüş ve durulanmış

375 ml / 13 gram sebze suyu

120 ml / 4 fl oz beyaz sek şarap veya sıcak de verduras

4 patates, soyulmuş ve küpler halinde kesilmiş

4 havuç, kalın dilimlenmiş

4 kereviz sapı, kalın dilimlenmiş

2 doğranmış soğan

100g / 4oz tatlı mısır, dondurulmuşsa çözülmüş

4 diş sarımsak, kıyılmış

2 defne yaprağı

1 çay kaşığı kuru kimyon

¾ çay kaşığı kuru kekik

1½ yemek kaşığı beyaz şarap sirkesi

100g / 4oz dondurulmuş bezelye, çözülmüş

25 gr/1 oz taze kişniş, doğranmış

tatmak için tuz ve taze çekilmiş karabiber

Bezelye, kişniş, tuz ve biber dışındaki tüm malzemeleri 5.5 litre / 9½ pint yavaş ocakta birleştirin. Örtün ve son 15 dakikada bezelyeleri ekleyerek 4-5 saat yüksek ateşte pişirin. Kişniş ekleyin. Defne yapraklarını atın. Tuz ve karabiberle tatmak için baharatlayın.

Arjantin sebzeleri

Geleneksel bir yemeğin bu vejetaryen versiyonu, bol miktarda tatlı ve ekşi tada ve taze şeftalilerden elde edilen lezzetli meyvelere sahiptir.

12 kişilik

2 kutu 400 g / 14 oz doğranmış domates

450 ml / ¾ pint sebze suyu

120 ml sek beyaz şarap (isteğe bağlı)

500 gr / 18 oz patates, soyulmuş ve küp küp doğranmış

500 g / 18 oz tatlı patates veya kabak, soyulmuş ve doğranmış

4 kırmızı soğan, iri doğranmış

1 büyük yeşil dolmalık biber, doğranmış

5 diş sarımsak, kıyılmış

2 yemek kaşığı esmer şeker

2 yemek kaşığı beyaz şarap sirkesi

2 defne yaprağı

1 çay kaşığı kuru kekik

6 başak mısır, her biri 4 cm / 1½ parçaya bölünmüş

450 gr / 1 pound kabak, kalın dilimlenmiş

6 küçük şeftali, soyulmuş ve ikiye kesilmiş

tatmak için tuz ve taze çekilmiş karabiber

Mısır, kabak, şeftali, tuz ve biber dışındaki tüm malzemeleri 5.5 litre / 9½ pint yavaş ocakta birleştirin. Son 20 dakikada mısır, kabak ve şeftalileri ekleyerek 6 ila 8 saat boyunca altını kapatın ve pişirin. Defne yapraklarını atın. Tuz ve karabiberle tatmak için baharatlayın.

Makarna ve Fasulye Güveç

Bu geleneksel yemek, çorba ve güveç arasında bir geçiştir:
kalın, zengin ve lezzetlidir.

6 için

400 g / 14 oz cannellini fasulyesi, süzülmüş ve durulanmış
400 g / 14 oz kutu İtalyan erik domatesleri, doğranmış
450 ml / ¾ pint sebze suyu
1 büyük havuç, dilimlenmiş

1 büyük kereviz çubuğu, dilimlenmiş

2 doğranmış soğan

1 diş ezilmiş sarımsak

½ çay kaşığı kuru kekik

½ çay kaşığı kuru fesleğen

75 gr / 3 oz pişmiş makarna, pişmiş

tatmak için tuz ve taze çekilmiş karabiber

taze rendelenmiş Parmesan peyniri

Makarna, tuz, karabiber ve peynir dışındaki tüm malzemeleri yavaş ocakta birleştirin. Son 15 dakikada makarnayı ilave ederek 4-5 saat yüksek ateşte pişirin. Tuz ve karabiberle tatmak için baharatlayın. Üzerine serpmek için parmesan peynirini geçirin.

Közlenmiş biberli ve kremalı polentalı nohut

Nohutlara hızlı bir lezzet katmak için hazır bir domates sosu ve bir kavanozdan közlenmiş kırmızı biber kullanın. Yavaş Tencere Polenta da bu tarifte kullanılabilir.

4 kişilik

400 g / 14 oz konserve nohut, süzülmüş ve durulanmış

400 gr / 14 oz hazır domates sosu

400 gr / 14 oz konserve domates

200g/7oz Kavanozdan közlenmiş kırmızı dolmalık biber,

süzülmüş ve doğranmış

1 doğranmış soğan

1 diş ezilmiş sarımsak

1 çay kaşığı kurutulmuş İtalyan otu baharatı

1 adet küp doğranmış kabak

tatmak için tuz ve taze çekilmiş karabiber

25 gr / 1 oz taze rendelenmiş Parmesan peyniri

mikrodalga polenta

Kabak, tuz, karabiber, peynir ve Mikrodalgada Polenta hariç tüm malzemeleri yavaş ocakta birleştirin. Son 30 dakikada kabakları ekleyerek 2-3 saat yüksek ateşte pişirin. Tuz ve karabiberle tatmak için baharatlayın. Mikrodalga polentaya Parmesan peyniri ekleyin. Güveci mikrodalgaya uygun polenta üzerinde servis edin.

Beyaz peynirli Ratatouille

Yunan beyaz peyniri, bu Akdeniz güvecine hoş bir dokunuş katıyor.

4 kişilik

2 kutu 400 g / 14 oz doğranmış domates
1 küp patlıcan
2 ince doğranmış soğan
1 sarı dolmalık biber, dilimlenmiş
3 diş sarımsak, kıyılmış
2 çay kaşığı kurutulmuş İtalyan otu baharatı
2 küçük kabak, ikiye kesilmiş ve ince dilimlenmiş
tatmak için tuz ve taze çekilmiş karabiber
Feta Alioli (aşağıya bakınız)

Kabak, tuz, karabiber ve Feta Alioli dışındaki tüm malzemeleri yavaş ocakta birleştirin. Son 30 dakikada kabakları ekleyerek 4-5 saat yüksek ateşte pişirin. Tuz ve karabiberle tatmak için baharatlayın. Feta Alioli ile servis yapın.

beyaz peynir aioli

Beyaz peynir, bu aioli'ye lezzetli bir tuzlu ekşilik katıyor.

4 kişilik

25g/1oz beyaz peynir, ufalanmış

50 ml / 2 fl oz mayonez

2-3 diş sarımsak, kıyılmış

Tüm malzemeleri pürüzsüz olana kadar bir mutfak robotu veya karıştırıcıda işleyin.

Körili bamya ve kuskuslu tatlı mısır

Lezzet vurguları sağlamak için bu baharatlı sebzeleri çeşitli kenarlarla servis edin.

4 kişilik

250 ml / 8 fl oz sebze suyu

225 g / 8 oz bamya, üstleri kesilmiş

100g / 4oz tatlı mısır, dondurulmuşsa çözülmüş

75 gr / 3 oz mantar, dilimlenmiş

2 doğranmış soğan

2 dilimlenmiş havuç

2 doğranmış domates

1 diş ezilmiş sarımsak

1½ çay kaşığı köri tozu

100 gr / 4 oz kuskus

tatmak için tuz ve taze çekilmiş karabiber

eşlikler: doğal yoğurt, kuru üzüm, doğranmış salatalık, fıstık ve doğranmış domates

Yavaş pişiricide kuskus, tuz ve karabiber hariç tüm malzemeleri birleştirin. Örtün ve 4 ila 5 saat boyunca yüksek pişirin. Kuskus ekleyin ve ısıyı kapatın. Örtün ve

5 ila 10 dakika bekletin. Tuz ve karabiberle tatmak için baharatlayın. Eşliklerle servis yapın.

sebze tagine

Fas mutfağında, tagineler geleneksel olarak tajines olarak da adlandırılan kil kaplarda pişirilir ve kuskus tava üzerinde buğulanır. Yavaş pişirici versiyonu, sebzelerin tüm lezzetini korur. Kuskusları ayrı olarak pişirin ve servis için sıcak tutun.

6 için

2 kutu 400 g / 14 oz doğranmış domates

400 g / 14 oz konserve nohut, süzülmüş ve durulanmış

120 ml / 4 fl oz sebze suyu veya portakal suyu

200 g / 7 oz Fransız fasulyesi, kısa parçalar halinde kesilmiş

175 gr / 6 oz balkabağı veya meşe palamudu kabağı, doğranmış

150 gr / 5 oz şalgam veya şalgam, doğranmış

175 g / 6 oz çekirdeksiz kuru erik, doğranmış

1 doğranmış soğan

1 dilimlenmiş havuç

1 kereviz çubuğu, dilimlenmiş

1-2 cm / ½ – ¾ parça taze kök zencefil, ince rendelenmiş

1 diş ezilmiş sarımsak

1 tarçın dalı

2 çay kaşığı kırmızı biber

2 çay kaşığı öğütülmüş kimyon

2 çay kaşığı öğütülmüş kişniş

40 gr / 1½ oz küçük çekirdeksiz siyah zeytin

tatmak için tuz ve taze çekilmiş karabiber

225 g / 8 oz kuskus, pişmiş, sıcak

Siyah zeytin, tuz, karabiber ve kuskus hariç tüm malzemeleri 5,5 litre / 9½ pint yavaş ocakta birleştirin. Son 30 dakikada zeytinleri ekleyerek 4-5 saat yüksek ateşte pişirin. Tuz ve karabiberle tatmak için baharatlayın. Kuskus üzerinde servis yapın.

ispanyol tofu

Akdeniz'in renklerini ve lezzetlerini bir araya getiren lezzetli bir yemek. Quorn ile de iyi çalışır.

4 kişilik

400 gr / 14 oz kutu doğranmış domates

175 ml / 6 fl oz sebze suyu

275 g / 10 oz sert, doğranmış tofu (2,5 cm / 1 inç)

2 doğranmış soğan

1 kabak, doğranmış

100 gr / 4 oz mantar

1 büyük havuç, dilimlenmiş

1 diş ezilmiş sarımsak

1 şerit portakal kabuğu rendesi

½ çay kaşığı kuru kekik

½ çay kaşığı kuru kekik

2 yemek kaşığı mısır unu

50 ml / 2 fl oz su

tatmak için tuz ve taze çekilmiş karabiber

75 g / 3 oz kuskus veya pirinç, pişmiş, caliente

Yavaş pişiricide mısır unu, su, tuz, biber ve kuskus veya pirinç dışındaki tüm malzemeleri birleştirin. Örtün ve kısık ateşte 6-7 saat pişirin. Birleştirilmiş mısır unu ve suyu ilave edin, 2-3 dakika karıştırın. Tuz ve karabiberle tatmak için baharatlayın. Kuskus veya pilav üzerinde servis yapın.

kuskus ile karışık sebze

Bu Fas favorisi, baharatlı tatlar ve yeşilliklerle doludur.

12 kişilik

3 400g / 14oz kutu nohut, süzülmüş ve durulanmış

450–750 ml / ¾ – 1¼ pint sebze suyu

1 küçük lahana, 12 parçaya bölünmüş

1 büyük patlıcan, küp doğranmış

225 g / 8 oz havuç, dilimlenmiş

225 g / 8 oz küçük patates, küp doğranmış

225 g / 8 oz şalgam, küp doğranmış

225 g / 8 oz Fransız fasulyesi, kısa parçalar halinde
kesilmiş

225g / 8oz Balkabagi veya balkabağı, soyulmuş ve küp
doğranmış

4 domates, dörde bölünmüş

3 doğranmış soğan

3 diş sarımsak, kıyılmış

2 çay kaşığı öğütülmüş tarçın

1 çay kaşığı kırmızı biber

½ çay kaşığı öğütülmüş zencefil

½ çay kaşığı öğütülmüş zerdeçal

275 g / 10 oz konserve enginar kalbi, süzülmüş, dörde bölünmüş

75g / 3oz kuru üzüm

25 gr / 1 oz doğranmış maydanoz

tuz ve acı biber, tatmak

450 g / 1 pound kuskus, pişmiş, sıcak

Fasulye, et suyu, taze sebzeler, sarımsak ve baharatları 5.5 litre / 9½ pint yavaş ocakta birleştirin. Son 30 dakika içinde enginar kalplerini, kuru üzümleri ve maydanozu ilave ederek 5-7 saat üzerini kapatın ve pişirin. Tuz ve acı biberle tatlandırın. Kuskus üzerinde servis yapın.

Afrika Tatlı Patates Güveç

Bu nohut, tatlı patates ve bamya güvecini baharatlı
sarımsak ezmesiyle baharatlayın.

6 için

2 400 g / 14 oz kutu nohut, süzülmüş ve durulanmış
2 kutu 400 g / 14 oz doğranmış domates
375 ml / 13 gram sebze suyu
700 gr / 1½ lb tatlı patates, soyulmuş ve doğranmış
2 soğan, ince dilimlenmiş
Sarımsak baharat ezmesi (aşağıya bakınız)
175g / 6oz bamya, kesilmiş ve kısa parçalar halinde
kesilmiş

tatmak için tuz ve taze çekilmiş karabiber

Tabasco sosu, aromalı

175 g / 6 oz kuskus, pişmiş, sıcak

Bamya, tuz, karabiber, Tabasco sosu ve kuskus hariç tüm malzemeleri 5.5 litre / 9½ pint yavaş ocakta birleştirin. Son 45 dakikada bamya ekleyerek 4-5 saat yüksek ateşte pişirin ve pişirin. Tuz, karabiber ve Tabasco sos ile tatlandırın. Kuskus üzerinde servis yapın.

sarımsak baharatı

Güveçleri, özellikle vejeteryanları baharatlamak için faydalı bir macun.

6 için

6 diş sarımsak

2 x 5mm / ¼ dilimlenmiş taze kök zencefil

2 çay kaşığı kırmızı biber

2 çay kaşığı kimyon tohumu

½ çay kaşığı öğütülmüş tarçın

1-2 yemek kaşığı zeytinyağı

Tüm malzemeleri pürüzsüz olana kadar bir mutfak robotu veya karıştırıcıda işleyin. Veya sarımsağı ezin ve zencefili ince rendeleyin, ardından diğer malzemelerle birlikte ezerek macun haline getirin.

stroganof bitkisi

Soğuk kış geceleri için içinizi ısıtacak bir yemek. İstenirse, patateslerden biri için şalgam, yaban havucu veya şalgam yeşillikleri değiştirin.

6 için

375 ml / 13 gram sebze suyu

225 g / 8 oz mantar, ikiye bölünmüş

3 soğan, ince dilimlenmiş

2 adet unlu patates, soyulmuş ve küp küp doğranmış

2 tatlı patates, soyulmuş ve doğranmış

1 yemek kaşığı kuru hardal tozu

1 kaşık şeker

100g / 4oz dondurulmuş bezelye, çözülmüş

250 ml / 8 fl oz ekşi krema

2 yemek kaşığı mısır unu

tatmak için tuz ve taze çekilmiş karabiber

275 g / 10 oz tagliatelle, pişmiş, sıcak

Bezelye, ekşi krema, mısır unu, tuz, karabiber ve erişte hariç tüm malzemeleri 5,5 litre / 9½ pint yavaş ocakta birleştirin. Son 30 dakikada bezelye ekleyerek 6 ila 8 saat boyunca düşük ateşte pişirin ve pişirin. Kombine ekşi krema ve mısır unu ekleyin, 2 ila 3 dakika karıştırın. Tuz ve karabiberle tatmak için baharatlayın. Makarnaların üzerinde servis yapın.

Kraliyet patates püresi ile lahana yahnisi

*Taze rezene, taze kök zencefil ve elmanın belirgin
aromatik vurguları, bu lahana ve patlıcan güvecini
özellikle lezzetli hale getirir.*

6 için

550 g / 1¼ lb patlıcan, küp (2,5 cm / 1 inç)

450 ml / ¾ pint sebze suyu

900 gr / 2 lb lahana, ince dilimlenmiş

2 doğranmış soğan

½ rezene ampulü veya 1 kereviz sapı, ince dilimlenmiş

3 büyük sarımsak karanfil, kıyılmış

2,5 cm / 1 adet taze kök zencefil, ince rendelenmiş

1 çay kaşığı rezene tohumu, ezilmiş

2 elma, soyulmuş ve iri doğranmış

250 ml / 8 fl oz ekşi krema

2 yemek kaşığı mısır unu

tatmak için tuz ve taze çekilmiş karabiber

kraliyet patates püresi

Elma, ekşi krema, mısır unu, tuz, biber ve Kraliyet
Patates Püresi dışındaki malzemeleri 5,5 litre / 9½ pint
yavaş ocakta birleştirin. Son 20 dakikada elmaları
ekleyerek 6 ila 8 saat boyunca düşük ateşte pişirin ve
pişirin. Isıyı Yüksek seviyeye getirin ve 10 dakika pişirin.
Kombine ekşi krema ve mısır unu ekleyin, 2 ila 3 dakika
karıştırın. Tuz ve karabiberle tatmak için baharatlayın.
Sığ kaselerde gerçek patates püresi üzerinde servis
yapın.

Kabak ve patates gulaş

Bu gulaş, erişte yerine ıspanaklı pilavla da lezzetli olur.

6 için

400 gr / 14 oz konserve domates, doğranmış

250 ml / 8 fl oz sebze suyu

120 ml / 4 fl oz sek beyaz şarap veya sıcak ekstra verduras

500 gr balkabağı, soyulmuş ve küp doğranmış

500g / 18oz unlu patates, soyulmuş ve doğranmış

1½ kırmızı dolmalık biber, doğranmış

1½ yeşil dolmalık biber, doğranmış

2 soğan, iri doğranmış

1 diş ezilmiş sarımsak

1-2 çay kaşığı kimyon tohumu, hafifçe ezilmiş

3 yemek kaşığı kırmızı biber

250 ml / 8 fl oz ekşi krema

2 yemek kaşığı mısır unu

tatmak için tuz ve taze çekilmiş karabiber

275 g / 10 oz geniş erişte, pişmiş, sıcak

Kırmızı biber, ekşi krema, mısır unu, tuz, karabiber ve erişte dışındaki tüm malzemeleri 5.5 litre / 9½ pint yavaş ocakta birleştirin. Örtün ve kısık ateşte 6 ila 8 saat pişirin. 2 ila 3 dakika karıştırarak, kırmızı biber ve ekşi krema ve mısır unu ekleyin. Tuz ve karabiberle tatmak için baharatlayın. Makarnaların üzerinde servis yapın.

Ark V ile yulaf

Bırakın kahvaltıyı siz uyurken pişirin - bu şimdiye kadarki en iyi kahvaltı!

4 ila 6 porsiyon için

100g/4oz toplu iğne başı yulaf
1 litre / 1¾ pint su
175 gr / 6 oz arce jaraba,
75 gr / 3 oz kuru meyve, doğranmış
20 gr / 3⁄4 oz tereyağı veya margarin
½ çay kaşığı tuz

Tüm malzemeleri yavaş ocakta birleştirin. Örtün ve kısık ateşte 6 ila 8 saat pişirin.

Çok tahıllı kahvaltılık gevrek

Sizi ertesi güne hazırlayacak enerji içerikleriyle dolu bir kahvaltılık gevrek.

4 ila 6 porsiyon için

50g/2oz toplu iğne başı yulaf

25 gr / 1 oz yulaf

25 gr / 1 oz buğday meyvesi

1 litre / 1¾ pint su

175 gr / 6 oz arce jaraba,

75 gr / 3 oz kuru meyve, doğranmış

20 gr / 3⁄4 oz tereyağı veya margarin

½ çay kaşığı tuz

40 gr / 1½ oz darı veya kinoa

Darı veya kinoa hariç tüm malzemeleri yavaş ocakta birleştirin. Örtün ve kısık ateşte 6 ila 8 saat pişirin. Darı veya kinoayı küçük bir tavada orta ateşte kızartın ve yavaş ocakta karıştırın. Kapağını kapatıp 1 saat daha kısık ateşte pişirin.

kalın elma sosu

Sıcak veya soğuk olarak, et, av eti veya yağlı balıkların yanında veya pudingli keklerin yanında mükemmel servis edilir.

6 için

1,5 kg / 3 lb elma yemek, soyulmuş ve iri doğranmış
150 ml / ¼ bardak su
100g / 4oz pudra şekeri
öğütülmüş tarçın

Tarçın hariç tüm malzemeleri yavaş ocakta birleştirin. Örtün ve elmalar çok yumuşak olana kadar pişirin ve karıştırıldığında 2 ila 2 1/2 saat bir sos oluşturun. Tarçın serpip servis yapın.

Sahte hollandaise soslu enginar

Sahte hollandaise sosu da kuşkonmaz, brokoli veya karnabahar üzerine servis edilir.

4 kişilik

4 bütün küçük enginar, sapları çıkarılmış
1 limon dörde bölünmüş
175 ml / 6 fl oz su
Sahte hollandaise sosu (aşağıya bakınız)

Enginarların üst kısımlarını 1 parmak kadar kesin ve atın. Her enginarın üzerine bir limon dilimi sıkın ve yavaş pişiriciye bırakın. Yavaş pişiriciye 2,5 cm / 1 su ekleyin. Üzerini örtüp enginarlar yumuşayana kadar (alt yapraklar kolayca çıkacaktır), 3½ ila 4 saat arası pişirin. Enginarları çıkarın ve sıcak tutmak için alüminyum folyo ile kaplayın. Yavaş pişiricideki suyu atın. Sahte hollandaise sosu hazırlayın ve daldırma için enginarlarla servis yapın.

Simüle Hollandaise Sosu

Bu tezgah üzerinde de yapılabilir. Malzemeleri küçük bir tavada orta-düşük ısıda, pürüzsüz olana kadar karıştırarak pişirin.

4 kişilik

175 gr / 6 oz yumuşak peynir, oda sıcaklığında

75 ml / 2½ fl oz ekşi krema

3-4 yemek kaşığı yarım yağlı süt

1-2 çay kaşığı limon suyu

½ – 1 çay kaşığı Dijon hardalı

bir tutam öğütülmüş zerdeçal (isteğe bağlı)

Tüm malzemeleri yavaş pişiriciye yerleştirin. Örtün ve peynir eriyene ve karışım sıcak olana kadar pişirin, yaklaşık 10 dakika, karıştırmak için bir veya iki kez karıştırın.

İtalyan kuşkonmaz ve beyaz fasulye

Izgara veya kavrulmuş etle servis edilecek önemli bir garnitür.

8 porsiyon için

400 g / 14 oz cannellini fasulyesi, süzülmüş ve durulanmış

175 ml / 6 fl oz sebze suyu

400 gr / 14 oz erik domates, doğranmış

1 büyük havuç, doğranmış

1 çay kaşığı kurutulmuş biberiye

450 gr / 1 lb kuşkonmaz, dilimlenmiş (5 cm / 2 inç)

tuz ve taze çekilmiş karabiber

225 g / 8 oz ince spagetti veya linguine, pişmiş, sıcak

25–50 gr / 1-2 oz taze rendelenmiş Parmesan peyniri

Fasulye, et suyu, domates, havuç ve biberiyeyi yavaş ocakta birleştirin. Örtün ve havuçlar yumuşayıncaya kadar yaklaşık 3 saat pişirin, son 30 dakikada kuşkonmaz ekleyin. Tuz ve karabiberle tatmak için baharatlayın. Linguine ve peynir ile karıştırın.

Yunan Usulü Fransız Fasulyesi

Taze fasulye domates, otlar ve sarımsakla pişirilir.

8'den 10'a kadar hizmet verir

450 gr / 1 pound Fransız fasulyesi

2 kutu 400 g / 14 oz doğranmış domates

1 doğranmış soğan

4 diş sarımsak, kıyılmış

¾ çay kaşığı kuru kekik

¾ çay kaşığı kuru fesleğen

tuz ve taze çekilmiş karabiber

Yavaş ocakta tuz ve karabiber hariç tüm malzemeleri birleştirin. Fasulyeler yumuşayana kadar, yaklaşık 4 saat boyunca örtün ve pişirin. Tuz ve karabiberle tatmak için baharatlayın.